SEMNOS LEHRBUCH

Besuchen Sie uns im Internet
www.semnos.de

Baer, Udo
Frick-Baer, Gabriele
Wie Traumata in die nächste Generation wirken
Neukirchen-Vluyn:
Semnos Verlag 2012 / 2. Auflage
ISBN 978-3-934933-33-0

Lektorat: Andrea Hahn
Satz: TRITUM GmbH, Jena
Umschlaggestaltung: Christin Ursprung, Berlin
Titelfoto: Simbär / photocase.com
Druck: Lasertryk.de LDE GmbH

Udo Baer, Gabriele Frick-Baer

Wie Traumata in die nächste Generation wirken

Untersuchungen, Erfahrungen, therapeutische Hilfen

SEMNOS

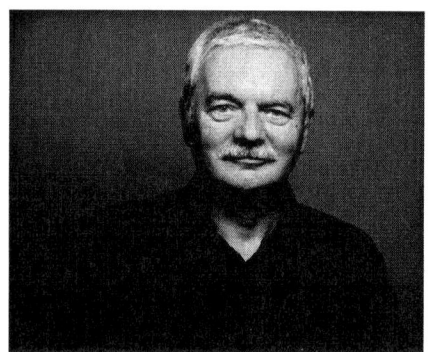

Udo Baer (Neukirchen-Vluyn – Jg. 1949)
Dr. phil., Dipl. Pädagoge, Kreativer Leibtherapeut, Heilpraktiker für Psychotherapie, Mitbegründer, Geschäftsführer und Gesamt-Ausbildungsleiter der Zukunftswerkstatt *therapie kreativ*, Vorsitzender der Stiftung Würde, wissenschaftlicher Leiter des Institut für Gerontopsychiatrie (IGP) und des Kompetenzzentrums für Kinder und Jugendliche (KKJ), Autor.

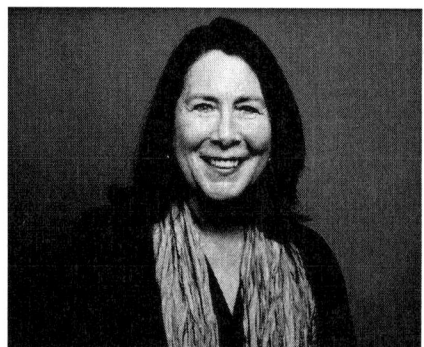

Gabriele Frick-Baer (Neukirchen-Vluyn – Jg. 1952)
Diplom Pädagogin, Kreative Leibtherapeutin, Heilpraktikerin für Psychotherapie, Kreative Traumatherapeutin, Autorin, therapeutische Leiterin der Zukunftswerkstatt *therapie kreativ*.

Inhalt

1 Von der Erschütterung und Neugier zum Forschungsprojekt

Ella D. – ihr Name ist wie alle anderen in diesem Buch verändert – zeigte alle Symptome eines Posttraumatischen Stresssyndroms. Sie wurde von Bildern sexueller Gewalt heimgesucht, sie begegnete sich und ihrer Welt mit hoher Anspannung und dauerhaft erhöhter Erregung, sie war ängstlich und wagte kaum, ihren eigenen Gefühlen zu lauschen, geschweige denn, sie zu zeigen, und vermied Situationen, vor und in denen sie Angst hatte oder das Aufkommen von Angst befürchtete. Während einer Verhaltenstherapie probierte sie zahlreiche Verhaltensänderungen aus, meisterte manche Alltagssituationen besser, scheiterte aber in der Bewältigung ihrer als existenziell erlebten inneren Ängste. Diese Ängste und die Anspannung blieben oder kehrten nach kurzer Zeit wieder zurück und hatten bedeutsame Auswirkungen auf ihr Leben. Innerhalb einer leiborientierten tiefenpsychologisch fundierten Therapie fand sie den für sie geeigneten Rahmen und Boden, ihr Selbstbewusstsein und ihre Selbstsicherheit zu entwickeln und zu erhöhen und ihre Grundspannung zu vermindern. Aber auch wenn es ihr besser ging: Die alten Bilder kamen immer wieder und die Ängste lauerten weiterhin zumindest unter der Oberfläche. Sie und ihre Therapeutin gingen gemeinsam auf die Suche, ob eine Erfahrung sexueller Gewalt vorlag, so offensichtlich waren die Symptome einer Posttraumatischen Belastungsstörung, also einer chronifizierten Folge einer traumatischen Erfahrung. Doch sie gingen mit ihrer Suche ins Leere, es fanden sich keine Hinweise auf eine biografische Quelle der Phänomene, unter denen Ella D. litt. Die Therapie stockte.

Die Klientin war Mitte der 1950er Jahre geboren worden. Dass der Vater als Jugendlicher am Ende des Zweiten Weltkriegs eingezogen wurde und als Flakhelfer aktiv war, hatte die Klientin erzählt, von der Biografie der Mutter allerdings kaum etwas. Die Therapeutin bat Ella D., ihre Mutter zu fragen, was sie im Krieg und in der Zeit danach erlebt hätte. In die nächste Therapiestunde kam Ella D. sehr aufgeregt und erzählte: „Meine Mutter war im Krieg ja ein junges Mädchen und hat sich vor allem auf dem Land bei Verwandten aufgehalten, so dass sie von den Bomben und so nichts mitbekommen hat. Dass ist das, was ich bisher als offizielle

Version aus dem Leben meiner Mutter wusste, das ist das, was bei uns zu Hause erzählt wurde. Doch als ich jetzt meine Mutter fragte und sie ganz dringlich gebeten habe, mir von sich zu erzählen, wurde sie kreidebleich und erzählte mir irgendwann, nachdem ich noch ein paar Mal nachgefragt habe, dass sie 1946 vergewaltigt worden ist. Damals war sie 14 und ich glaube, das hat sie nie überwunden. Mit 19 ist sie dann noch einmal in eine Situation gekommen, wo sie kurz vor einer Vergewaltigung stand oder zumindest glaubte, dass es so wäre. Ich glaube, das steckt ihr noch in den Gliedern, und ich kann jetzt besser verstehen, warum sie immer so zurückhaltend war und so ängstlich."

In der weiteren Therapie wurde deutlich, dass Ella D. den traumatischen Schrecken ihrer Mutter übernommen hatte, ihn sich „einverleibt" hatte – obwohl oder gerade weil darüber nie gesprochen worden war. Sie hatte und lebte alle Symptome einer traumatischen Erfahrung, ohne diese Erfahrung zu haben, ihr Trauma war nicht ihr eigenes, selbst erlebtes, sondern ein transgeneratives, eines, das über die Generationen hinweg weitergegeben worden war.

Thomas S. kam wegen massiven Angststörungen in die Therapie. Er fand einige Quellen dieser Ängste in seiner Biografie. Dadurch veränderte sich seine Gefühlslandschaft, die nun weniger durch Angstgefühle geprägt war, und dadurch veränderten sich auch einige eingespielte Verhaltensmuster. Vieles wurde bearbeitet, Thomas S. malte sichere Orte und einen sicheren Rahmen und er malte seine Ängste: Eingesperrtsein, Dunkelheit, Enge. Er empfand es als hilfreich, die Botschaften des bildnerischen Ausdrucks zu verstehen. Die Ängste tauchten dennoch in seinen Träumen auf und verfolgten ihn tagsüber. In einem immer wiederkehrenden Albtraum war er eingesperrt, wollte schreien, konnte aber nicht.

Als der Therapeut ihn in einer Therapiestunde bat, seine zurückgehaltenen Schreie mit einem Musikinstrument auszudrücken, konnte er dies nicht. Das machte ihm zu viel Angst. Als der Therapeut ihn dann aber bat, für das Eingesperrtsein und die Enge einen musikalischen Ausdruck zu finden, wählte er eine große Pauke und schlug viele Minuten lang immer wieder auf diese Pauke. Der Klient hatte auf die Frage, was er gehört hätte, welche inneren Bilder in ihm entstanden seien, welche Erinnerungen in ihm ausgelöst worden seien, nur die Antwort:

„Ich weiß nicht. Ich versteh's nicht. Ich bin vollkommen ratlos." Im Therapeuten waren beim Zuhören über die Klänge Bilder von Bombeneinschlägen entstanden und er fragte unvermittelt, sich auf seine Resonanz verlassend: „Wie alt waren Sie bei Kriegsende? Was machten Sie und Ihre Eltern damals?"

Thomas S. antwortete: „Oh, da war ich noch klein. Ich bin 41 geboren, da muss ich 45 gerade vier gewesen sein. Ich erinnere mich an nichts. Da muss ich mal fragen."

Seine Eltern waren zum Zeitpunkt der Therapie bereits verstorben, aber er fragte eine Tante, die damals in der gleichen Wohnung mit seiner Familie zusammengelebt hatte. Sie erzählte ihm, dass die Familie, die damals im Ruhrgebiet gelebt hatte, oft nachts wegen Bombenalarm aus dem Bett gerissen worden war, um die Luftschutzkeller aufzusuchen. Er habe dann immer geschrien, was die anderen im Keller nicht aushalten konnten, so dass sie ihm den Mund zugehalten hätten. Er musste stillhalten, schweigen, die Angst und der Schrei blieben in ihm.

Dieses Erleben hatte sich in ihm festgesetzt und tauchte viele Jahrzehnte danach noch als Angst oder Schrecken auf, wurde und blieb lebendig. Er war eingesperrt im Bunker seiner Angst.

Der in den letzten Therapiestunden ein wenig stagnierend wirkende therapeutische Prozess von Thomas S. konnte sich nach dieser Phase des Erlebens und Erkennens seinem Ende zuneigen. Der verborgene Schrecken hatte aus dem Verborgenen heraustreten können. Er verlor so viel von seiner Kraft und Thomas S. konnte neue Wege der Bewältigung seiner Ängste finden. Als er und der Therapeut über die Beendigung der Therapie sprachen, sagte er: „Ich habe eine große Bitte: Kann mein Sohn zu Ihnen kommen? Er leidet unter Angststörungen. Mir hat man als Kind den Mund zugehalten, er ist Zahnarzt und sagt den Leuten immer: ‚Mund auf!' Auch wenn sich das fast witzig anhört: Ich habe große Sorgen um ihn, weil er ähnliche Ängste hat wie ich." Im therapeutischen Gespräch mit dem Sohn stellte sich heraus, dass auch hier die Ängste des Thomas S. über die Generationen hinweg weitergegeben worden waren. Thomas S. konnte nicht über die Quellen seiner Ängste reden, weil er diese verdrängt hatte und weil er sich an sie nicht mehr erinnerte. Nur noch die Ängste waren da, nicht mehr das, was sie ausgelöst hatte. Der Sohn wurde mit diesen Ängsten groß und übernahm sie unwillentlich und unbewusst, selbstverständlich. Als der Vater dem Sohn von seinen Kindheitserfahrungen erzählte, fand dieser nicht nur Erklärungen für seine Ängste, sondern auch dafür, warum er trotz einer pazifistischen Grundeinstellung jahrelang Bücher über den Zweiten Weltkrieg verschlungen und eine Zeitlang sogar Militaria gesammelt hatte. Als das Schweigen durchbrochen war, waren die Ängste nicht weg, verloren aber einen Teil ihrer Kraft. Anteile ungelebten Lebens bekamen so eine Chance, gelebt zu werden.

Solche und ähnliche Erfahrungen weckten unser Interesse. Wir lernten von unseren Klientinnen und Klienten, dass traumatische Erfahrungen offenbar an die nächste Generation weitergegeben wurden. Die Weitergabe erfolgte offenbar umso intensiver und umso nachhaltiger, je mehr darüber geschwiegen wurde. Oft wurde gar nicht darüber geredet, manchmal wurde über traumatische Ereignisse erzählt, aber emotional geschwiegen. Die Botschaften des Schweigens entfalteten über Atmosphären, Tabus und viele andere Aspekte, die wir in diesem Buch vorstellen, ihre Kraft in der nächsten Generation.

Das machte uns neugierig und wir gingen auf Entdeckungsreise – auch bei uns selbst, in unseren eigenen Biografien.

Wir begannen, Fachliteratur zu studieren, und sichteten Berichte und Analysen von transgenerativer Traumaweitergabe bei Kindern und Enkeln von Holocaust-Überlebenden. In Deutschland war die Literatur sehr spärlich (siehe Literaturverzeichnis), das Thema der Folgen des Zweiten Weltkrieges für die erste und auch für die nächste Generation war jahrzehntelang in der Forschung und Publizistik ebenso verdrängt worden, wie traumatische Ereignisse von den Betroffenen dissoziiert werden. In den letzten Jahren hat erfreulicherweise das Thema auch in anderen Publikationen seinen Platz gefunden, vor allem, was die Folgen kriegstraumatischer Erfahrungen für die nächste Generation anbetrifft (Kriegskinder, Kriegsenkel …). Die lesenswerten Bücher wie die von Sabine Bode oder Anne-Ev Ustorf beschränken sich dabei auf die Weitergabe von Kriegstraumata, während wir die transgenerative Weitergabe jeglicher Traumata, auch der aus sexueller Gewalt resultierenden, in den Blick nehmen. Diese Bücher wurden von Journalistinnen verfasst, die dankenswerterweise die Öffentlichkeit auf ein kaum beachtetes Thema aufmerksam machen wollten und wollen. Uns fehlten Untersuchungen aus therapeutischer Sicht, die für die therapeutische Praxis zu nutzen wären.

Also begannen wir 2007 ein Forschungsprojekt. Wir werteten Therapieprozesse aus und führten 15 narrative Interviews mit Söhnen und Töchtern traumatisierter Menschen durch. Die interviewten Menschen wurden zufällig gefunden. Narrative Interviews sind Interviews, in denen Menschen aus dem Stehgreif, also ohne Struktur und ohne Vorbereitung, lediglich angeregt durch eine offene Fragestellung und konkretisierende Nachfrage über ihr Leben erzählen. Über Aushänge und Aufforderungen auf Veranstaltungen meldeten sich Personen, die mit uns Neugier und Interesse an dem Thema teilten und sich interviewen ließen.

Wir merkten, dass die in dieser Forschungsarbeit gewonnenen Erkenntnisse unsere therapeutische Arbeit bereicherten, und begannen, auf Kompetenztagen und in Fortbildungen Zwischenergebnisse zu veröffentlichen. Zahl und vor allem Intensität der Rückmeldungen erstaunten uns. Viele Menschen fanden sich in den beschriebenen Themen und Erfahrungen wieder, viele Therapeutinnen und Therapeuten interessierten sich dafür. Wir begegneten Menschen, die als „Generation zwischen den Generationen", wie es ein Mann ausdrückte, erschüttert waren beim Blick auf ihre Kinder, denen sie alles Glück dieser Welt gewünscht hatten und wünschen – und die dennoch das Empfinden haben, an der Teilhabe am „lebendigen Leben" gehindert zu sein. Diesen Menschen eröffnete sich durch die Beschäftigung mit ihren eigenen transgenerativen Traumata und die Kraft, die Botschaften des Schweigens innewohnt, auch eine Tür zum Verständnis ihrer Kinder („Die doch eigentlich keinen Grund haben, sich zu beklagen, so gut, wie sie es hatten").

Diese Menschen, diese Eltern, berichteten, dass ihnen diese Sicht darüber hinaus geholfen habe, ein wenig Orientierung im Dschungel diffuser Schuldgefühle zu finden. Sie wollten sich in die Pflicht nehmen, mit ihren Kindern, v.a. ihren erwachsenen Kindern, zu sprechen, sich ihnen zu öffnen, und Verantwortung dafür übernehmen, das Schweigen zu brechen.

Wir beschäftigen uns hier in diesem Buch mit der transgenerativen Traumaweitergabe generell. Es bezieht sich auf traumatische Erfahrungen jeder Art, ob im Krieg oder durch den Krieg, ob in der Familie oder durch den Terror in sozialen Beziehungen und beruflichem Umfeld, ob durch sexuelle Gewalt oder andere Ereignisse.

Die Prozesse sowohl des Traumaerlebens als auch der transgenerativen Traumaweitergabe sind trotz unterschiedlicher Traumaereignisse sehr ähnlich, deswegen werden wir sie nicht gesondert behandeln oder unterscheiden und schon gar nicht gewichten. Die Differenzierungen je nach individueller Persönlichkeit und Verarbeitungsstrategien sind größer und weitaus bedeutsamer als mögliche Differenzierungen nach unterschiedlichen Traumaereignissen.

Hier stellen wir nun die Ergebnisse dieses Forschungsprojektes vor. Es begann mit unserer Erschütterung über das Ausmaß an Leiden, das das Schweigen, das Verschweigen des Erlebens traumatischer Ereignisse in der nächsten Generation schafft, so wie wir es in unserer therapeutischen Praxis – zunächst vereinzelt – erfuhren. Als sich die Hinweise häuften, dass der transgenerative Aspekt der Traumaweitergabe und des Traumaerlebens für viele Menschen, die in der Therapie Hilfe suchen, von Bedeutung sein könnte, folgten wir mit Interesse und beteiligter Neugier diesen Spuren.

Das Buch wendet sich vor allem an Therapeut/innen und andere Fachkräfte, die professionell mit Menschen arbeiten. Um für möglichst viele Fachleute einen größtmöglichen praktischen Nutzen zu erzielen, haben wir auf die Darlegung der wissenschaftlichen Methodik ebenso verzichtet wie auf ausführliche Zitate und Veröffentlichungshinweise im Text (dafür verweisen wir auf unsere Literaturliste). Die Interviews haben wir nummeriert, sie werden im Text als I 1, I 2 usw. gekennzeichnet. In Absprache mit den Interviewten haben wir manche Passagen leicht der Schriftsprache angeglichen. Es ist uns ein Anliegen, die Ergebnisse dieses Forschungsprojektes in einer gut lesbaren und verständlichen Sprache zu präsentieren. Die Forschung soll der Praxis dienen und damit Therapeutinnen und Therapeuten Anregungen geben, die Hilfsmöglichkeiten für Klientinnen und Klienten zu erweitern.

Wenn dieses Buch auch außerhalb therapeutischer Fachkreise seine interessierte Leserschaft finden würde, wäre das eine besondere Freude für uns.

Wer sich mit der Weitergabe traumatischer Erfahrungen beschäftigt, kommt leicht in Versuchung, die traumatischen Erfahrungen der ersten Generation auszubreiten. Dies ist in gewissem Maße notwendig, um zu verstehen, welche traumatischen Ereignisse welches Traumaerleben zur Folge haben, wie dies nachwirkt und wie dies in die Erlebenswelten der nächsten Generation hinübergreifen kann. Und damit Therapeutinnen und Therapeuten die transgenerative Weitergabe traumatischen Geschehens überhaupt in Erwägung ziehen, müssen sie über einige Kenntnisse der Verbreitung und Qualität traumatischer Erfahrungen der ersten Generation verfügen. Wir wollen aber die Informationen über die Erfahrungen der ersten traumatisierten Generation, deren Erlebensfolgen an die zweite Generation weitergegeben werden, möglichst knapp halten, um ein Eintauchen der Leserinnen und Leser in allzu viele Erschütterungen zu vermeiden.

Wenn wir in diesem Werk von „zweiter Generation" sprechen, so sind damit die Menschen gemeint, die an den Folgen nicht unmittelbar selbst erlebter Traumata leiden. Wir meinen die Menschen, die die verschwiegenen, emotional verdrängten oder dissoziierten Traumata der vorherigen Generation übernommen haben. Die Zuordnung zur zweiten Generation sagt also nichts über das Alter der Betroffenen und Betreffenden aus (sie können ebenso 12 wie 60 Jahre alt sein oder jedes andere Alter haben). Die Kategorien „erste" und „zweite" Generation haben keine historische, sondern eine subjektive Dimension. Die Angehörigen der zweiten Generation sind diejenigen, aus deren Sicht und individueller Lebensgeschichte heraus wir die Generation definieren. Sie sind in diesem Forschungszusammenhang im Rahmen dieses Forschungsprojekts die Klientinnen und Klienten, mit denen wir therapeutisch arbeiten und die wir interviewt haben.

Auch wenn wir in diesem Buch die Begriffe „erste" und „zweite" Generation unhistorisch benutzen, hat die transgenerative Traumaweitergabe doch eine historische und gesellschaftliche Dimension. Die Beschäftigung mit diesem Thema ist nicht nur für Klient/innen und Patient/innen sinnvoll, sondern hat auch gesellschaftliche Bedeutung. Deutschland und Österreich waren nach 1945 traumatisierte Gesellschaften. Zwei von drei Menschen der Kriegsgenerationen erlebten in diesen Jahren traumatisierende Erfahrungen, die Hälfte von ihnen mehrmals. Dies auch als Kinder, ja Kleinkinder, dies sowohl als unmittelbar Betroffene als auch als Zeugen, was genauso traumatisieren kann, wie wenn man unmittelbar Opfer wurde. Und 1945 waren die traumatischen Ereignisse nicht vorbei. Vertreibungen, Vergewaltigungen und Flucht gingen weiter bis 1947/48. Viele Kriegsgefangene kamen erst Anfang der 1950er Jahre zurück.

Der Hungerwinter 1946/47 wirkte auf viele Kinder und Erwachsene ebenfalls traumatisch. Hinzu kamen in den Folgejahren die Flüchtlinge aus der ehemaligen DDR, die auch oft traumatische Erfahrungen hinter sich bringen mussten. Zählt man die zahlreichen zusätzlichen Erfahrungen sexueller und anderer Gewalt hinzu, kann man für die folgenden Jahrzehnte von einer großen Mehrheit der Bevölkerung ausgehen, die traumatische Erfahrungen durchlebt hat.

Wir möchten an dieser Stelle auf das Buch „Wo geht's denn hier nach Königsberg?" verweisen, das die Traumata und Leiden der Kriegsgeneration und deren Folgen beschreibt.

Wenn mehrere Generationen in einem Haushalt zusammenlebten, was in den 1950er und 1960er Jahren noch häufig der Fall war, ballte sich das Schweigen der Väter und Mütter, Omas und Opas, Onkel und Tanten manchmal in einer Konzentration zusammen, die heute nur noch schwer vorstellbar sein mag.

Diese Atmosphäre und die Verbreitung traumatischer Erfahrungen hatten individuelle Auswirkungen ebenso wie gesellschaftliche. Das gesellschaftliche Schweigen unterstützte das individuelle und umgekehrt: Das individuelle Schweigen über die traumatischen Erfahrungen und die damit verbundenen Gefühle wurde zu einem gesellschaftlichen.

Wir wissen, dass die meisten Opfer traumatischer Erfahrungen schweigen. Also können wir annehmen, dass die Mehrheit der heutigen Bevölkerung aufgrund dieser historischen Konstellation des Zusammentreffens „alltäglicher" Traumata und Kriegstraumata von einer transgenerativen Traumaweitergabe betroffen ist. Somit auch die Mehrheit der Klient/innen. Das macht die Beschäftigung mit diesem Thema therapeutisch wie gesellschaftlich bedeutsam.

Wir werden uns am Anfang dieses Buches mit einigen „Basics" beschäftigen. Wer über die transgenerative Weitergabe etwas lernen möchte, muss wissen, was ein Trauma ist, muss zwischen Traumaereignis und Traumaerleben unterscheiden können und einiges mehr. Dies ist das Thema des zweiten Kapitels. Im dritten Kapitel werden wir uns dann damit auseinandersetzen, wie und warum viele Angehörige der zweiten Generation ähnliche Symptome wie traumatisierte Menschen der ersten Generation haben.

Im daran anschließenden Kapitel stellen wir das wichtigste Ergebnis unserer Untersuchungen vor: die vier Leeren – Leiden, ohne zu wissen, warum. In den Abschnitten danach folgen Darstellungen der Auswirkungen transgenerativer Traumaweitergabe auf die Entwicklung der Identität und der Bindungsfähigkeit, schließlich Beschreibungen vielfältiger weiterer Erscheinungsformen, wie traumatische Erfahrungen an die nächste Generation weitergegeben werden und wie sie sich bei Angehörigen der zweiten Generation zeigen.

Schließlich erzählen wir davon, welche Hinweise und Indikationen es in der Therapie nach unseren Erfahrungen geben kann, die darauf hindeuten, dass eine transgenerative Traumaweitergabe die Symptome, unter denen Patient/innen und Klient/innen leiden, beeinflussen. Und dann, last not least, folgt das Kapitel: Was hilft?

Auf keinen Fall wollen wir hier den Eindruck erwecken, als sei die transgenerative Weitergabe von Traumata die einzig zentrale Quelle von Leiden generell. Sie ist ein, allerdings oft entscheidender Aspekt von tiefem Leid, der sich häufig den traumatischen Erfahrungen unserer Klienten und Klientinnen, den Erfahrungen von Ohnmacht und Gewalt in all ihren Ausprägungen, hinzugesellt. Wir wollen auch nicht den Eindruck erwecken, dass es nicht auch das Gegenteil des Schweigens gibt, z.B. das Überschütten kleiner Kinder mit grausamen Kriegserinnerungen und Erfahrungen sexueller Gewalt, die dadurch überfordert und belastet werden. Doch um diesen Aspekt geht es in diesem Buch nicht, wir stellen ihn beiseite, um uns ganz dem Schweigen und seinen Auswirkungen zu widmen.

Und noch ein Hinweis: Wir beschäftigen uns in diesem Buch ausschließlich mit der transgenerativen Weitergabe von Opfer-Erfahrungen. Auch Täter und Täterinnen schweigen und auch dies hat Auswirkungen auf die nächste Generation. Wir beschränken uns in diesem Buch darauf, wie Opfer traumatischer Erfahrungen diese unbewusst weitergeben, welche Auswirkungen dies hat und was dagegen hilft. Den Täteraspekt zu untersuchen und darzustellen, hätte den Rahmen unseres Forschungsprojektes, unserer Kraft und dieses Buches gesprengt.

Wir hoffen, Sie mit diesem Buch neugierig auf das Thema zu machen, neugierig darauf, gemeinsam mit Ihren Klient/innen und Patient/innen auf die Suche zu gehen.

2   Was Therapeut/innen über Traumata wissen müssen

Trauma heißt Wunde. Das Wort stammt aus dem Altgriechischen und wurde ursprünglich in der Medizin als Begriff für schwere körperliche Verletzungen mit schockartigen Folgen eingeführt. In der Psychologie und Psychotherapie wurde die Bezeichnung schließlich auf schwere seelische Verletzungen erweitert.

Um zu verstehen, wie Traumata in die nächste Generation weitergegeben werden, müssen wir wissen, was ein Trauma ist und welche Folgen es haben kann.

Wir wollen die Grundlagen, die für ein Traumaverständnis notwendig sind, hier vorstellen und verweisen auf ausführliche Darstellungen in der Literatur, z.B. Herman 1994/2007, Fischer/Riedesser 2004, Frick-Baer 2009. Dabei ist uns wichtig, unser Traumaverständnis möglichst klar zu definieren. Es gibt gelegentlich Tendenzen, den Traumabegriff inflationär zu benutzen und auf jedes belastende Ereignis anzuwenden. Daran wollen wir uns nicht beteiligen, weil damit der Traumabegriff seinen Wert in Diagnostik und Therapie verliert bzw. zumindest verlieren kann. In diesem Buch geht es nicht darum, was Eltern oder Elternteile allgemein an Belastungen, Kränkungen oder Störungen an ihre Kinder weitergeben, sondern um einen Teil davon, einen bestimmten Aspekt, nämlich das Trauma und dessen transgenerative Weitergabe.

Begrifflich hat es sich dabei für uns als sinnvoll herausgestellt, verschiedene Aspekte zu unterscheiden, die in der Sammelbezeichnung „Trauma" enthalten sind. Diese sind:

» das Traumaereignis,
» das Traumaerleben, also die Art und Weise, wie ein Mensch sich und seine Welt vor, während und unmittelbar nach dem Traumaereignis erlebt,
» die Traumabewältigung, also die Art und Weise, wie der Mensch kurz- und langfristig sein Traumaerleben bewältigt,
» die Traumafolgen, also die Folgen des Traumaerlebens und der Traumabewältigung.

Betrachten wir diese vier Aspekte genauer.

Jedes Trauma beginnt mit einem *Traumaereignis*. Traumaereignisse können sehr unterschiedlich sein. Menschen kämpfen als Soldaten im Krieg oder werden als Zivilisten bombardiert, andere werden überfallen, ausgeraubt oder vergewaltigt. Kinder und Jugendliche werden sexuell missbraucht, andere erleben einen Tsunami, ein Erdbeben oder einen Verkehrsunfall. Ein Lokführer überfährt einen Selbstmörder mit seinem Zug, ein anderer sieht zu, wie ein Mensch ertrinkt, ohne dass er helfen kann. So unterschiedlich die Ereignisse sein können, die ein Trauma hervorrufen, so ist ihnen doch gemeinsam, dass die beteiligten Menschen sich durch dieses Ereignis existenziell bedroht und erschüttert fühlen. Das Ereignis macht noch kein Trauma aus, sondern die Qualität des Erlebens eines Ereignisses. Traumaereignisse sind Ereignisse, die Menschen als existenziell bedrohlich erleben und durch die sie in ihren Grundfesten erschüttert werden.

Zum Traumaereignis gehört allerdings auch die Zeit unmittelbar danach – nach der Vergewaltigung, nach dem Unfall, nach dem Unglück. Wir haben in unseren Therapien immer wieder erfahren, dass die „Zeit danach" zum Traumaereignis hinzuzuzählen ist. Zur Zeit laufende Studien haben dies bestätigt (Frick-Baer i.V.). Die Art und Weise, wie der Beteiligte an einem schweren Verkehrsunfall unmittelbar danach behandelt wird, kann das Erleben abmildern oder vertiefen. Ob ein Kind nach der Erfahrung eines sexuellen Missbrauchs beschämt, beschuldigt oder im Folgenden allein gelassen wird oder ob es Halt, Parteilichkeit und Trost erfährt, bestimmt das Erleben und die Bewältigungsmöglichkeit des Traumas im wesentlichen Maße. Uns ist deshalb wichtig, die Zeit „unmittelbar danach" zum Traumaereignis zu zählen und entsprechend in Therapie und Begleitung zu würdigen.

Schon bei der Beschreibung des Traumaereignisses haben wir das *Traumaerleben* erwähnt. Die Art und Weise, wie ein Mensch sich und das traumatische Ereignis erlebt, muss mit einbezogen werden, um ein Ereignis als ein Traumaereignis zu identifizieren. Jede traumatische Erfahrung wird als Ohnmachtsgefühl erlebt. Die Betroffenen sind anderen Menschen, dem Krieg, der Gewalt, der Natur usw. ausgeliefert. Dies erschüttert bei vielen Menschen die Gewissheit, wirksam zu sein, und beeinträchtigt damit oft das Selbstwertgefühl. Dies erschüttert auch die Illusion unserer Unverletzlichkeit, der wir Menschen uns im Alltag so gerne hingeben. Bei den meisten traumatischen Erfahrungen werden die Schutzgrenzen, die die Intimität und Persönlichkeit bewahren, durchbrochen, insbesondere bei sexueller Gewalt. Zumeist ist zudem eine traumatische Erfahrung ein Beziehungserleben. Bei Überfällen, sexueller Gewalt etwa sind andere Menschen unmittelbar beteiligt, ebenso bei Kriegserfahrungen, Flucht, Vertreibung usw. Auch bei Verkehrsunfällen und Naturkatastrophen gibt es immer andere Opfer und sind andere Menschen „in der Zeit danach" Teil der traumatischen Erfahrung, helfen und vermindern oder vergrößern die Not.

All diese Aspekte führen dazu, dass wir sagen: Ein Trauma ist in erster Linie ein Erlebensprozess und ein Beziehungsprozess.

Für den erlebenden Menschen hat die phänomenologische Philosophie den Begriff „Leib" geprägt. Leib stammt aus dem indogermanischen „lib" und bedeutet „lebendig". Mit „Leib" bezeichnen wir den sich und seine Welt erlebenden Menschen. (Deswegen bezeichnen wir auch unseren therapeutischen Ansatz als „Kreative Leibtherapie" bzw. hier als „Leiborientierte Kreative Traumatherapie". Doch dazu später.)

Das Trauma ist also ein leiblicher Prozess. Dieser Erlebensprozess vollzieht sich auch als biologisch-neuronaler Prozess im Gehirn. Im Gehirn ist ein Mechanismus eingebaut, der das Überleben der Menschen in existenziell bedrohlichen Situationen sichern soll. Ein bestimmtes neuronales Teilsystem, die Amygdala, überprüft alle im Gehirn eingehenden Informationen daraufhin, ob sie potenziell bedrohlich sein können. Früher konnte dies das Brüllen eines Säbelzahntigers sein, heute sind es die vielfältigen anderen Elemente der erwähnten Traumaereignisse. Wird eine Information als Anzeichen für eine möglicherweise existenziell bedrohliche Situation eingestuft, tritt ein Notfallprogramm in Gang. Dies betrifft den gesamten Körper vom Denken bis zum Blutdruck. Im vegetativen Nervensystem wird ein Alarm-Stress-Modus aktiviert, um gegen den Säbelzahntiger zu kämpfen oder vor ihm zu fliehen.

Doch bei den meisten traumatischen Ereignissen gibt es kaum Möglichkeiten, zu kämpfen oder zu fliehen, das traumatische Erleben eint das Merkmal der Ohnmacht und Hilflosigkeit. Deswegen bleiben viele Opfer traumatischer Erfahrungen in der Ohnmacht erstarrt und die Hochspannung und Hocherregung kann sich nicht oder nicht vollständig abbauen.

Diese Reaktionen und damit ein traumatisches Erleben erleiden Menschen auch dann, wenn sie nicht unmittelbar betroffen, sondern nur mittelbar Zeugen eines

Ereignisses sind. Wer bei einer Vergewaltigung, einem Unfall oder einem anderen traumatischen Ereignis zusieht, besonders als Kind, das die Tatsache und seine Gefühle der Ohnmacht und Hilflosigkeit noch nicht einzuordnen weiß, kann genauso traumatisiert sein wie die unmittelbar Beteiligten.

Zu dieser biologisch-neuronalen Notfallreaktion gehört auch, dass die Teile des Gehirns, die für die kognitive Verarbeitung und Erinnerung des existenziell bedrohlichen Ereignisses zuständig sind, in einen Sparmodus gehen. Sie werden nicht gebraucht, um unmittelbar gegen den Säbelzahntiger zu kämpfen oder vor ihm zu fliehen, deswegen werden sie als zweitrangig behandelt. Dies führt dazu, dass die kognitiven Erinnerungen an traumatische Ereignisse oft lückenhaft, manchmal sogar gar nicht vorhanden sind, während der leibliche Modus des Erinnerns, das Leibgedächtnis, weiter die Erinnerung an das traumatische Ereignis aufrechterhält. „Ist die Erinnerung an die traumatische Situation verloren oder fragmentiert, so repräsentieren traumatische Reaktionen bzw. Prozesse diese Erfahrung als *implizite* Erinnerung, auf der Ebene des *Körpergedächtnisses*." (Fischer/Riedesser 2004, S.119)

Wir ziehen aus der Analyse des Traumas als Erlebensprozess die Konsequenz, dass auch Hilfen bei der Traumabewältigung sich nicht auf rein verbale und kognitive Interventionen beschränken dürfen, sondern leibliche Prozesse, die auch das Leibgedächtnis ansprechen und verändern helfen, beinhalten müssen. Doch dazu ebenfalls später.

Wird das Erleben eines Traumas unaushaltbar, können Menschen im Interesse ihres psychischen Überlebens dieses Ereignis oder manche Aspekte dieses Erlebens *dissoziieren*. Eine Dissoziation ist mehr als ein Vergessen, sie ist ein weitgehendes Auslöschen von Erinnerungen und damit verbundenen Erlebensqualitäten, an deren Stelle eine Leere tritt. Doch nicht alles ist „verschwunden": Die Leerstelle ist spürbar und es gibt häufig Phänomene, die auf das Traumaereignis hinweisen, aber von den Betroffenen mit dem Dissoziierten nicht in Verbindung gebracht werden. Für den Romanhelden Austerlitz in W. G. Sebalds gleichnamigem Roman war der Verlust seiner Eltern und seiner Heimat ein traumatisches Ereignis. Seine Eltern hatten ihn als jüdischen Jungen 1937 im Rahmen eines Hilfsprogramms nach England geschickt, damit er dort vor den Nazis in Sicherheit sei.

Diese Erfahrung hatte der Junge dissoziiert, doch wie es in jeder Dunkelheit einen kleinen Lichtspalt geben kann, so gab es auch hier Phänomene, die die innere Verbindung zu diesem traumatischen Ereignis aufrecht erhielten. Austerlitz verband den Schrecken seines Heimat- und Elternverlustes unbewusst mit dem Bahnhof, auf dem er in England eintraf. Auch an diesen Schrecken erinnerte er sich nicht mehr, aber er studierte Zeit seines Lebens Bahnhöfe, war fasziniert von deren Architektur usw.

Zum Traumabegriff gehört auch der Aspekt der *Traumabewältigung*. Manche Menschen, die einen Unfall erlebt haben, sind davon erschüttert, steigen aber wieder ins Auto und bewältigen allmählich den Schrecken des Ereignisses. Andere können nie wieder mit einem Auto fahren und leiden jahre- oder jahrzehntelang unter den Folgen. Das Gleiche gilt für Lokomotivführer, die mit ihrem Zug einen Menschen überfahren haben. Auch wenn ihr Verstand sagt, dass sie nichts dafür konnten, ja dass die Opfer sterben wollten, so können viele von ihnen nie wieder einen Zug besteigen und schrecken jahrzehntelang nachts mit Bildern dieses Ereignisses aus dem Schlaf auf. Andere können das gleiche Ereignis aus welchen Gründen auch immer in relativ kurzer Zeit verarbeiten und ihrem Beruf weiter nachgehen. Ob ein Traumaereignis zu einem Trauma mit nachhaltigen Folgen wird, hängt also nicht nur davon ab, wie es erlebt wird, sondern auch davon, wie die Bewältigungsmöglichkeiten sind. „Wie die verschiedenen somatischen Systeme des Menschen in ihrer Widerstandskraft überfordert werden können, so kann auch das seelische System durch punktuelle oder dauerhafte Belastungen in seinen Bewältigungsmöglichkeiten überfordert und schließlich traumatisiert/verletzt werden." (Fischer/Riedesser 1999, S.19)

Ein Trauma beinhaltet folglich immer auch die Diskrepanz zwischen dem Erleben eines traumatischen Ereignisses und den individuellen Bewältigungsmöglichkeiten. Wie groß diese Diskrepanz ist, hängt zum einen von der Schwere und der Dauer der existenziellen Bedrohung durch das traumatische Ereignis ab. Bei bestimmten Qualen, wie Folter oder sequenzielle, sich häufig wiederholende sexuelle Gewalt, reichen keine menschlich vorstellbaren Bewältigungsmöglichkeiten aus, um anhaltende Schädigungen zu vermeiden. Die Art und Weise der Traumabewältigung hängt zum anderen auch von der „Zeit danach" ab, davon, ob Menschen Schutz, Trost und Verständnis finden oder ob sie allein gelassen oder gar beschuldigt werden und im Schweigen erstarren (müssen). Auch das Befinden vor dem traumatischen Ereignis ist wichtig.

Jemand, dessen Identität geschwächt und brüchig ist, der von Selbstzweifeln angefüllt ist und sich einsam und unbeachtet erlebt, wird wahrscheinlich nach einem traumatischen Ereignis weniger heilungsfördernde Bewältigungsstrategien zur Verfügung haben (können) als ein Mensch, der sich in seiner Identität als gefestigt und in sozialen Beziehungen aufgehoben fühlt.

Und schließlich gehören zum Traumabegriff auch die *Traumafolgen*. Einige dieser Folgen haben wir schon erwähnt, vor allem die Erschütterungen von Selbstsicherheit und Selbstwertgefühl. Wer in seinem Beziehungsvertrauen z. B. durch eine Gewalterfahrung tief verletzt wurde, wird in Zukunft zumeist misstrauischer an neue Beziehungen herangehen als jemand, der diese Erfahrungen nicht gemacht hat. Wenn einem Menschen eine traumatische Erfahrung widerfahren ist, wird das Leibgedächtnis über den beschriebenen neuro-biologischen Alarmprozess besonders geschärft, um alle Anzeichen für eine mögliche Wiederholung dieses existenziell bedrohlichen Ereignisses zu erkennen. Wer als Kind Bombardierungen erlebt hat, wird auch im hohen Alter zusammenschrecken, wenn er das Grollen eines Gewitterdonners hört. Die Amygdala aktiviert über das Leibgedächtnis alle Warnsignale. Solche Auslöser für ein traumatisches Wiedererleben werden „Trigger" genannt.

Manche langfristigen Auswirkungen eines Traumas können sich verfestigen und die Betroffenen Jahre und jahrzehntelang begleiten. Bei einer bestimmten Kombination solcher Symptome gibt es den diagnostischen Begriff des „Posttraumatischen Stresssyndroms". Mit ihm werden wir uns im nächsten Kapitel beschäftigen und der Frage nachgehen, ob und wie einzelne oder mehrere Symptome eines Posttraumatischen Stresssyndroms oder anderer Traumafolgen der ersten Generation sich auch bei der zweiten Generation zeigen können.

3 Die erste und die zweite Generation: Gemeinsamkeiten

3.1 Das Leiden und das Posttraumatische Stresssyndrom

Das Posttraumatische Stresssyndrom beschreibt ein gleichzeitiges Eintreffen mehrerer Symptome, die sich bei zahlreichen Menschen, die traumatische Erfahrungen erlitten haben, verfestigen und unter denen sie leiden. Das Leiden, eine subjektive und individuelle Kategorie, ist ein wesentlicher Aspekt. Man hat bei größeren Untersuchungen mit Kindern von Holocaust-Überlebenden festgestellt, dass nicht alle unter den Folgen des Holocaust, nicht alle unter den dramatischen Erfahrungen ihrer Eltern leiden, sondern dass es zwei Gruppen gibt. Eine Gruppe bezeichnet sich als halbwegs stabil und normal, eine andere zeigt pathologische Folgen und leidet sehr stark. Das bedeutet, dass die Untersuchungen und Beschreibungen einzelner Betroffener, meist Therapiepatient/innen, nicht unbedingt für alle zu verallgemeinern sind. Wenn wir hier davon reden, dass Menschen unter traumatischen Erfahrungen gelitten und diese an die nächste Generation weitergegeben haben, dann meinen wir die Menschen, die unter diesen traumatischen Erfahrungen leiden und dies in der Regel langfristig. Das sind nach dem Ergebnis der oben erwähnten Befragungen nicht 100 Prozent der Betroffenen.

Wir wissen aber, dass es noch eine dritte Gruppe gibt: Die Gruppe derjenigen, bei denen die Frage, ob sie leiden oder nicht, nicht eindeutig zu beantworten ist. Dazu zählen die Menschen, bei denen äußerlich alles normal scheint, in denen aber innerlich „eine Hölle" tobt, wie eine Klientin in der vertrauensvollen Atmosphäre der therapeutischen Situation sagte. Sie würden nie in einem Interview oder in einem Fragebogen diese Diskrepanz zwischen innen und außen zugeben – da ist die Scham zu groß.

Bei unseren Befragungen waren zwei Menschen dabei, die von traumatischen Erfahrungen ihrer Eltern bzw. eines Elternteils erzählten und berichteten, dass sie diese gut verarbeitet hätten und auf keinen Fall unter den Folgen leiden würden. Wir beendeten infolgedessen das Interview zu diesem Thema und fragten gleichsam als Ausklang, ob es sonst Erzählenswertes aus ihrem Leben gäbe. Eine der Befragten (I 14), deren Mutter sexuelle Gewalt erfahren hatte, arbeitete in einer Einrichtung der Jugendhilfe in einem sozialen Brennpunkt mit jugendlichen Opfern sexueller Gewalt. Sie hatte mindestens zwei Episoden schwerer Essstörungen hinter sich, brachte dies aber nicht mit einer möglichen transgenerativen Traumaweitergabe in Verbindung. Dies muss auch nicht miteinander in Verbindung stehen, es ist aber möglich, dass Menschen unter Folgen der Traumaweitergabe leiden, die sie nicht mit dem Trauma eines Elternteils in Verbindung bringen können oder wollen.

Im zweiten Interview (I 4) war die Situation ähnlich. Der Befragte litt an „depressiven Phasen", wie er es nannte, in denen er voller Ängste war und sich aus allen sozialen Kontakten zurückzog. Seine mittlerweile hochbetagten Eltern hatten offensichtlich ihre Kriegserfahrungen mit affektiven Störungen zu bewältigen versucht, in denen sich Phasen depressiven Rückzugs mit Abschnitten eines manieähnlichen Workaholismus abwechselten. Später kam bei den Eltern Alkoholismus dazu, so dass die Last, die der Sohn zu tragen hatte, sehr massiv und vielfältig war. Er beschrieb sich selbst als „innerlich leer", was, wie wir sehen werden, zumindest die Vermutung eines Aspektes transgenerativer Traumaweitergabe nahelegt.

Doch zurück zum Posttraumatischen Stresssyndrom. In diesem PTSD sind vor allem vier hauptsächliche Symptome beschrieben, die einer genaueren Betrachtung wert sind. Es handelt sich um Flashbacks, Erregung, Vermeidungsverhalten sowie emotionale Abflachung und Ängstlichkeit. Nur die wenigsten traumatisierten Menschen leiden unter all diesen vier Aspekten gleichzeitig, bei manchen fehlen ein oder zwei, andere wie Scham kommen hinzu. Die langfristigen Auswirkungen traumatischer Erfahrungen sind so unterschiedlich, wie die Persönlichkeit und die Lebensumstände der Betroffenen. Doch diese vier Symptome sind Phänomene, die wir bei vielen traumatisierten Menschen antreffen und ebenso auch häufig bei Menschen der nächsten Generation.

3.2 Flashbacks

Eine Frau geht auf eine Geburtstagsparty. Als sie den Raum betritt, blickt ein Mann auf der gegenüberliegenden Seite des Zimmers auf und schaut sie abschätzend an. Sie erstarrt, beginnt zu schwitzen und verlässt fluchtartig den Raum.

Diese Frau hat sexuelle Gewalt erfahren. In dieser Situation auf der Geburtstags-party erlebt sie ein Flashback, das innere Bild einer Szene flammt wie ein Blitzlicht auf („flash") und sie spürt sich wie in der traumatischen Situation, die schon jah-relang zurück („back") liegt. Sie erinnert sich nicht an diese Situation, sondern erlebt sie. Manchmal gehört das Erinnern zu den Flashbacks hinzu, oft aber merken die Menschen in den Flashbacks nicht, was mit ihnen geschieht, und wissen nicht, dass dies mit dem traumatischen Ereignis zusammenhängt. Flashbacks wie diese haben oft einen Auslöser, einen Trigger. Hier war es der ab-schätzende Blick des Mannes auf der gegenüberliegenden Seite des Zimmers.

Solche Flashbacks sind eine verbreitete Erscheinungsform des Posttraumati-schen Stresssyndroms und bei vielen Opfern traumatischer Ereignisse anzutreffen. In unseren Interviews haben wir gehört, dass mehr als die Hälfte der Befragten ebenfalls unter Flashbacks litt.

Ein Mann erzählt: „*Irgendwie war ich mein ganzes Leben lang ruhelos, immer auf dem Sprung. Immer, wenn ich mal etwas länger an einem Ort war, und das war ziemlich selten, weil ich geschäftlich ziemlich viel unterwegs sein musste ... Ich habe dann immer Bilder vor mir gehabt, dass ich mit der Eisenbahn fort muss. Nie mit dem Auto. Und das war dann so dringend, dass es ganz schnell gehen musste. Von null auf gleich ... Na ja, ich habe so wieder Hummeln unterm Hintern bekommen, wie man so sagt, und musste weiter. Mit meinen Beziehungen war es auch so. Nichts hielt lange. Ich weiß auch nicht. Irgendwie war ich ein Wandergesell, aber kein fröhlicher. Bin ich eigentlich immer noch.*" (I 3)

Der Mann war ohne Vater aufgewachsen. Seine Mutter, damals ein junges Mäd-chen, war aus dem östlichen Brandenburg vor der vorrückenden russischen Armee geflohen. Ihre Familie versteckte sich westlich von Berlin. Nach der Kapitulation des Hitler-Regimes kehrte die Familie im Herbst 1945 wieder in die Heimat im östlichen Brandenburg zurück, in dem Glauben, das Schlimmste sei überstanden. 1947 wurde die Familie vertrieben.

Sie wurden nachts geweckt, hatten eine halbe Stunde Zeit, das Nötigste einzu-packen, und mussten sich dann an der Bahnstation des Ortes sammeln. Anschlie-ßend wurden sie in offenen Viehwaggons in die damalige sowjetische Besat-zungszone, die spätere DDR, gebracht. Die Mutter ließ sich in einer Kleinstadt in Thüringen nieder, heiratete, bekam einen Sohn und verließ diese Kleinstadt nie wieder, auch nicht, nachdem ihre Ehe scheiterte. Sie hatte genug Ortswechsel hin-ter sich gebracht und hielt nun an der neu gewonnenen Heimat fest.

Doch der Sohn übernahm von ihr die innere Ruhelosigkeit und blieb in seinem Erleben immer wieder auf der Flucht, ein „Wandergesell".

Eine andere Frau erzählte, dass sie bei Dunkelheit Angstanfälle bekomme.

„Wenn es dunkel ist, das halte ich nicht aus. Ich kann immer nur bei Licht schlafen, wenigstens ein kleines Licht muss an sein. Und ich muss wissen, wo die Tür ist, und ich muss sicher wissen, dass die Tür auf ist, so dass ich jederzeit raus kann. Sonst geht das nicht. Sonst dreh ich durch. Als ich vor vier Jahren im Urlaub war, da gab es ... einen Stromausfall und dann bin ich durchgeknallt. Es war so dunkel und das auch so überraschend und ich wusste nicht, was los ist, und da habe ich so hyperventiliert, dass die den Notarzt geholt haben." (1 7)

Die Frau wurde erst nach dem Krieg geboren, doch ihre sechs Jahre ältere Schwester und ihre Mutter waren bei einem Bombenangriff verschüttet worden. Die Schwester war gestorben, die Mutter ausgegraben worden, sie hatte überlebt, da sie aus einem Hohlraum Luft bekommen hatte. Danach hatte sie zwei Selbstmordversuche unternommen und überlebt, sich dann wieder stabilisiert, nachdem ihr Mann aus der Kriegsgefangenschaft gekommen und jenes Kind geboren worden war, das als erwachsene Frau obiges Interview gab.

Über den Bombenangriff sprach die Mutter nie. Als die Tochter erwachsen war, erfuhr sie vom Vater, dass sie eine Schwester gehabt hatte und was geschehen war.

Ohne zu wissen, warum, durchlebte sie Flashbacks des traumatischen Ereignisses der Mutter. Dunkelheit und mögliches Eingesperrtsein waren die Trigger, die massive Ängste auslösten. In einer Therapie reduzierten sich die Ängste, konnten ihre lebensbestimmende Kraft aber erst verlieren, als der transgenerative Zusammenhang aus dem Dunkeln gehoben werden konnte.

Bei beiden Beispielen leiden die Menschen unter Flashbacks, *ohne zu wissen, warum*. Sie erinnern sich leiblich an Situationen, die sie nicht selbst erlebt haben. Der Schrecken dieser Situationen wird in ihnen lebendig.

Auch bei der Forschung über transgenerative Traumaweitergabe bei Kindern von Holocaust-Opfern wurde dieses Phänomen des Flashbacks festgestellt.

„Diese Bilder (...) dringen auf erstickende Weise in mich ein. Wie zum Beispiel morgens mit all den Autos und Abgasen, dann denke ich: ‚Nicht atmen', und ich denke mir, dass sie so die Menschen vergasen würden, indem sie die Auspuffe in die Lastwagen voller Gefangener umleiten. Meine Mutter ist beinahe vergast worden, müssen Sie wissen. Sie haben sie in Duschen geschleppt, aber herausgefunden, dass sie nicht genug Zyklon B hatten. Sie haben also versagt (…), ich denke 20 Mal am Tag daran, 100 Mal am Tag." (Gottschalk 2000, zit. n. Kellermann 2008, S. 57)

Hier sind die Abgase der Autos der Trigger und die Tochter erlebt täglich das Holocaust-Trauma ihrer Mutter. Sie weiß offensichtlich von dem Zusammenhang, ohne dass sie das von den leiblichen Reaktionen auf ihre Flashbacks lösen kann. Die furchtbaren Erlebnisse der Mutter verfolgen sie Jahrzehnte später, obwohl sie selbst viele Jahre nach dem Krieg geboren wurde. „Die Kinder von Überlebenden zeigen Symptome, die zu erwarten wären, wenn sie den Holocaust selbst durchlebt hätten. (…) Sie haben das Gefühl, dass der Holocaust das zentrale Geschehen in ihrem Leben ist, obwohl er sich vor ihrer Geburt ereignet hat." (Opher-Cohn 2000, S.163)

3.3 Erregung

Das zweite wichtige Symptom des Posttraumatischen Stresssyndroms besteht darin, dass viele Opfer traumatischer Ereignisse unter anhaltender Hocherregung und Anspannung leiden. Erregung und Anspannung sind ursprünglich ein Schutzmechanismus, der helfen soll, die bedrohliche traumatische Situation zu überleben. Die Blutzirkulation wird angeregt, der Herzschlag erhöht, die Muskeln werden angespannt, um für den Kampf oder die Flucht – gegenüber Säbelzahntigern oder anderen Bedrohungen. Doch die Säbelzahntiger unserer Zeit bieten kaum noch Chancen, zu kämpfen oder zu fliehen.

Der 16-Jährige, der Anfang 1945 noch in den sogenannten Volkssturm eingezogen wurde, nachdem er schon vorher ein Jahr lang als Flakhelfer „dienen" musste, wurde an die Front geschickt, um gegen „die Russen" zu kämpfen. Sein Zug hatte kaum die Stellung ausgehoben, als er unter schweren Artilleriebeschuss geriet. Da gab es weder ein Kämpfen, noch ein Fliehen. Der Junge wurde bald gefangen genommen. Als er aus der Kriegsgefangenschaft heimkehrte, verlor er nie wieder die Anspannung und die innere Hocherregung, die während des Artilleriebeschusses von ihm Besitz ergriffen hatte. Vom Denken her wusste er, dass die Bedrohung vorbei war, doch in seinem Leib war der Schrecken dieser Stunden eingefroren.

Auch viele andere Opfer traumatischer Ereignisse wie zum Beispiel sexueller Gewalt leiden unter diesem Symptom. Manchmal ist diese Daueranspannung oder Erregung äußerlich sichtbar, oft aber lauert sie unter der Oberfläche und entlädt sich bei unterschiedlichen, manchmal mehr oder weniger zufälligen Gelegenheiten, „in denen das Fass überläuft", wie es ein Klient beschrieb.

Gemeinsam ist den Menschen mit traumatischen Erfahrungen häufig die Erwartung, dass jederzeit etwas Schlimmes geschehen könne, oft gerade dann, wenn sie sich sicher fühlen und es sich gut gehen lassen. Viele Opfer traumatischer Ereignisse der Kriegsgeneration haben dies auch in Worten als Lebensweisheit an ihre Kinder weitergegeben: „Lass es dir ja nicht zu gut gehen, denn dann steht das Unglück vor der Tür."

Viele traumatisierte Menschen suchen Wege, wie sie mit ihrer Erregung und Anspannung umgehen können. Diejenigen, die den Krieg erlebt haben und dabei traumatische Erfahrungen durchleben mussten, haben in der Nachkriegszeit und in den 1950er-Jahren oft 12 oder 16 Stunden am Tag gearbeitet.

Dies galt nicht nur dem Wiederaufbau nach dem Krieg, sondern hatte auch den Sinn, etwas tun zu können, um mit der Erregung umgehen zu können. Sie wollten aktiv sein statt passiv und hilflos und versuchten so, die innere Anspannung zu lösen. Schlimm wurde es für diese Menschen am Wochenende, am Sonntag, wenn „nichts zu tun war", und schlimm wurde es im Urlaub. Da entlud sich die Anspannung oft gegen die Partner/innen, die Kinder und andere Menschen.

Viele der Interviewten der zweiten Generation zeigten ebenfalls dieses Symptom, obwohl sie selbst keine traumatische Erfahrung durchlitten hatten. Sie erzählten zum Beispiel:

» *„Ich bin immer auf dem Sprung. Ich bin jetzt erst grad dabei ..., mal mühselig zu lernen, wie ich zur Ruhe kommen kann. Das fällt mir nicht leicht."* (I 1)

» *„Wenn es mir so richtig gut geht, dann bin ich ganz sicher, dass gleich ein Unglück passiert, warum weiß ich auch nicht. Meine Mutter war auch so. Ich bin mir da ganz sicher. Und manchmal ist es ja auch so. Wenn etwas Schlimmes passiert, dann bin ich immer unvorbereitet, obwohl ich mich doch immer darauf vorbereite. Komisch."* (I 11)

» „Ich war immer aktiv, schon in der Schule. Ich war Klassensprecher und habe die Schülerzeitung mitgemacht und hatte immer mit die besten Noten. Das musste sein und das war auch selbstverständlich. Und auch dann im Studium und bei der Arbeit. Immer vorneweg. Bis der Herzinfarkt kam. Seitdem muss ich ja kürzer treten. Wenigstens ein bisschen." (I 9)

» „So richtig loslassen kann ich nie. Wenn ich etwas erreicht habe, dann muss ich schon an das Nächste denken, was noch kommt, was ich noch vor mir habe. Meine Frau hat mir mal gesagt: ,Du bist ja nie richtig zufrieden.' Und das stimmt nicht und es ist was dran ... hat sie irgendwie auch recht. So, ich bin ganz zufrieden, ich bin sehr zufrieden, was ich so schaffe und wie ich so lebe, und es ist nie ganz genug, es muss immer noch was weitergehen und es gibt immer auch noch viel zu tun. Wir haben jetzt unser Haus renoviert und wenn ich mit einem Zimmer dran war, hatte ich im Kopf schon das nächste Zimmer und jetzt überleg ich mir ein Gartenhäuschen zu bauen oder den Keller auszubauen. Wahrscheinlich wird es beides. Auch mit dem Schlafen fällt's mir nicht leicht. Ich gehe abends jetzt meistens eine halbe Stunde joggen, manchmal eine halbe Stunde, manchmal aber auch länger, damit ich runterfahre." (I 10)

Sicherlich kann die Anspannung und Unruhe der Interviewten auch andere Ursachen haben als die transgenerative Traumaweitergabe und bei einigen wird sie aus unterschiedlichen biografischen Quellen gespeist werden. Doch die Häufung dieses Symptoms, von dem 11 der 15 Interviewten ungefragt erzählten, ist auffällig. Hochspannung und Dauererregung sind ein Symptom sowohl traumatisierter Menschen als auch zahlreicher Angehöriger der zweiten Generation. Auch hier gilt: Sie leiden oft unter diesem Symptom, ohne zu wissen, warum.

3.4 Vermeidungsverhalten

Wenn unsere Vorfahren in einem Waldstück einem Säbelzahntiger begegnet sind, vor dem sie sich gerade noch retten konnten, dann machte es Sinn, dass sie danach dieses Waldstück mieden. Situationen, in denen sich Menschen existenziell bedroht fühlen, zu vermeiden, gehört zu den Strategien des Überlebens. Insofern gehört das Vermeidungsverhalten zu den häufigsten Symptomen, die im Gefolge einer traumatischen Erfahrung auftreten.

Zum Problem wird diese an sich sinnvolle Reaktion, wenn Menschen unter den Folgen des Vermeidungsverhaltens leiden. Da wird nicht nur das Waldstück, in dem der Säbelzahntiger haust, gemieden, sondern jeglicher Wald. Wer nach einem traumatisierenden Autounfall versucht, ähnliche Erfahrungen zu vermeiden, kann wahrscheinlich noch relativ gut darauf verzichten, Autobahn zu fahren, vielleicht sogar den eigenen Führerschein abgeben oder nie mehr ein Auto besteigen – aber jeglichen Kontakt mit Autos und Autogeräuschen zu verhindern, wird nicht möglich sein. Schon der Versuch wird die Lebensmöglichkeiten sehr stark einschränken. Wenn Menschen sich im Gefolge eines undifferenzierten und chronifizierten Vermeidungsverhaltens äußerlich und innerlich zu sehr zurückziehen, verlieren sie zumindest Wahlmöglichkeiten ihres Lebens und Erlebens, oft mündet dieser Prozess sogar in der Depression.

Eine besondere Qualität nimmt das Vermeidungsverhalten an, wenn die traumatischen Erfahrungen sequentiell sind, also wiederholt durchlebt werden mussten. Wer mehrmals sexuelle Gewalt erfahren hat, wer im Krieg über einen langen Zeitraum lebensgefährlichen Bedrohungen ausgesetzt bzw. ihr Zeuge war, gerät oft, was das Vermeidungsverhalten betrifft, in eine Falle. Auf der einen Seite möchten diese Menschen unbedingt alle Situationen vermeiden, die den traumatisierenden Ereignissen ähneln, auf der anderen Seite haben sie durch die chronifizierten traumatischen Erfahrungen eine derartig hohe „Hab-Acht-Haltung" entwickelt, dass ihre Sinne hoch sensibilisiert sind.

Wer ständig mit allen Sinnen auf mögliche Gefahren lauscht, kann das Lauschen oft nicht mehr abstellen, wenn die Gefahren nicht mehr drohen.

Diese Offenheit für alle möglichen Reize führt zu einer chronischen Reizüberflutung. „Chronische Traumatisierung überfordert jene seelischen Mechanismen, die uns im Alltag vor übermächtigen Reizen schützen." (Schmidtbauer 2008, S.140) Es geht nicht mehr um bestimmte Trigger, die entsprechende Reaktionen auslösen, sondern die generelle Reizüberflutung führt zu einer generellen Reizbarkeit. Über die kriegstraumatisierten Väter wird häufig erzählt, dass sie nicht nur unruhig waren, sondern auch oft Jähzornanfälle und cholerische Attacken an Kindern, Partnerinnen und Nachbarn auslebten, immer „beleidigt" und „überempfindlich" waren. In einem solchen Zustand der chronisch erhöhten Erregung und Reizbarkeit das Vermeidungsverhalten zu leben, ist kaum noch möglich. Nicht mehr der Donner triggert nun das Erleben des Artilleriebeschusses, sondern jedes Geräusch. Dann scheint der Rückzug oft nur noch möglich durch den Griff zu Drogen, zu Medikamenten oder zum Alkohol. Alkoholismus und Drogenabhängigkeit sind oft Versuche, das Vermeidungsverhalten auf dem Boden einer erhöhten Reizbarkeit umzusetzen.

Wenn Kinder traumatisierter Väter oder Mütter mit solchem Vermeidungsverhalten aufwachsen, reagieren manche mit dem Gegenteil, andere übernehmen das Verhalten, wie einige Interviews zeigen.

„Mein Vater trank und war jähzornig. Vielleicht hat das was mit dem Krieg zu tun und vielleicht war das auch seine Art, mit den fünf Jahren Kriegsgefangenschaft umzugehen. Er war sofort auf 180, ganz leicht reizbar, man wusste nie, ob er gut drauf war oder gleich einen Tobsuchtsanfall bekam. Ich tat alles, um ihn nicht zu treffen. Ich versteckte mich, und auch wenn ich mit ihm im Zimmer war, tat ich so, als wäre ich nicht da. Dass ich manchmal bei irgendwelchen Gelegenheiten anwesend bin und mir Leute sagen, sie hätten mich gar nicht bemerkt und ... also das ist ... Ich glaube, das habe ich da gelernt, so zu tun, als gäbe es mich nicht.“ (I 11)

Das Vermeidungsverhalten setzt sich fort, die interviewte Frau aus der zweiten Generation vermeidet den Vermeider. Das Vermeiden wird zu einem ihrer Wesenszüge, prägt ihr weiteres Leben.

Ein junger Mann erzählt: *„Ich halte es in Fahrstühlen nicht aus, da gehe ich lieber die Treppe. Und auch sonst enge Räume, wo man in Tuchfühlung mit anderen ist – schrecklich. Da fange ich an zu zittern und zu schwitzen, einmal bin ich sogar ohnmächtig geworden.“* (I 12)

Der Interviewte konnte sich dieses Phänomen nicht erklären, er litt darunter, dass er sein ganzes Leben immer wieder darauf achtete, sich nicht zu eng mit anderen Menschen in einem Raum aufzuhalten. Er erfand dafür Notlügen und erzählte zum Beispiel im Büro, dass er prinzipiell nicht Fahrstuhl fahre, sondern, weil es gesund sei, immer Treppen gehe. Er mied Geburtstagsfeiern oder andere Partys, bei denen sich viele Menschen gleichzeitig in einem Raum aufhielten. Als er, angestoßen durch einen unserer Vorträge, seinen Vater fragte, was dieser im Krieg getan habe, erzählte dieser, er wäre Panzerfahrer gewesen, einer der wenigen, die überlebt hätten, und er hätte sich immer auf engstem Raum mit anderen Menschen zusammen aufhalten müssen und würde dies seitdem hassen. Er hatte vorher nie darüber gesprochen.

Einer Klientin wurde während der therapeutischen Arbeit deutlich, dass auch ihre Beziehungsruhelosigkeit Ausdruck eines transgenerativen Vermeidungsverhaltens sein könne. Sie sehnte sich verzweifelt nach einer dauerhaften Bindung, doch immer dann, wenn nach einer Phase der Verliebtheit der Partner mit ihr eine solche längerfristige Bindung eingehen wollte, inszenierte sie heftigste Auseinandersetzungen und fand allerlei Vorwände, um die Beziehung abzubrechen. Kurz danach bedauerte sie dies, schämte sich und fühlte sich schuldig – und dann wiederholte sich das Muster. In der Therapie wurde deutlich, dass die Kriegs- und Nachkriegserfahrungen ihrer Mutter durch Verluste geprägt waren.

Die Familie stammte aus Siebenbürgen im heutigen Rumänien und floh, als die Mutter ein junges Mädchen war, vor der heranrückenden russischen Armee nach „Sudeten-Deutschland". Der Vater war im Krieg gefallen, auf der Flucht wurde der Großvater erschossen, die Großmutter starb an Entkräftung. Die Mutter fand mit ihr und ihrem jüngeren Bruder Unterschlupf bei einer sudetendeutschen Familie im Gebiet des heutigen Tschechien. Von dort wurde die Familie vertrieben, auf der Flucht wurde der jüngere Bruder von ihnen getrennt und blieb seitdem vermisst. Die Mutter klammerte sich später an die verbliebene Tochter („Du bist das Einzige, was mir geblieben ist.") und unterhielt nur noch oberflächliche Kontakte zu anderen Menschen. „Ich will nicht noch einmal jemanden verlieren", war ihr Leitspruch, deswegen ging sie keine Bindungen mehr ein. Die Tochter übernahm dieses Muster und setzte das Vermeidungsverhalten fort. Auch Kinder von Holocaust-Überlebenden vermeiden oft neue Beziehungen. „Neue Liebe bedeutet oft genug Verrat an verlorenen Angehörigen, Partnern und früheren Kindern." (Wardi 1997, S.11)

Andere Menschen, die unter vielen traumatisierenden Verlusten litten, gingen eine neue Beziehung ein, vermieden aber alles, was eine Trennung hätte herbeiführen können. Nur nicht noch einmal jemanden verlieren, das war das Motto, das sie an Menschen kettete, die sie nicht oder nicht mehr liebten, die sie verletzten, ja, die ihnen manchmal das Leben zur Hölle machten. Auch dies ist eine – versteckte – Form des Vermeidungsverhaltens auf dem Hintergrund oft chronifizierter traumatischer Erfahrungen.

3.5 Emotionale Abflachung, Ängste und Ängstlichkeit

Wer existenziell bedroht wurde und traumatische Erfahrungen durchleben musste, wird Angst haben, dass ihm dies noch einmal geschieht. Diese Angst ist normal und gesund, denn sie schützt davor, sich erneut in bedrohliche Situationen zu begeben. Zum Leiden führt die Angst, wenn sie durch alle Ritzen des Lebens und Erlebens sickert, wenn sie das Erleben und Verhalten eines traumatisierten Menschen prägt und die Ängstlichkeit zu einem Grundgestimmtsein der Persönlichkeit wird.

Wie in dem Märchen von einem, der auszog, das Fürchten zu lernen, ist eine Form der Angst auch die völlige Furchtlosigkeit. Die Angst ist so groß und so allgegenwärtig, dass sie irgendwann dissoziiert wurde. Die betreffenden Menschen kennen wie der Held des Märchens keine Furcht und begeben sich selbstverständlich in die gefährlichsten Situationen, ohne dass sie das Gefühl haben, dafür Mut zu benötigen. Die Angst ist so sehr Thema, dass sie kein Thema mehr ist.

Chronische Ängste sind ein häufiges Symptom, das in Folge traumatischer Erfahrungen auftritt. Oft werden sie begleitet von emotionaler Abflachung. Das gesamte Gefühlsleben ist stumpf, die emotionalen Spitzen sind geglättet – auch dies ein Ausdruck von Angst und Hilflosigkeit. Wer zum Beispiel sexuelle Gewalt erfahren hat und in seiner Hilflosigkeit keine Hilfe gefunden hat, in seiner Angst keinen Trost, in seinem Zorn keine Parteilichkeit, wird häufig emotional resignieren. Auch das Gegenteil ist möglich: nur noch emotionale Spitzen zu leben und die Hocherregung in oft übertrieben wirkenden Gefühlsausbrüchen auszuagieren. Doch als Teil des Posttraumatischen Stresssyndroms sind Ängstlichkeit und emotionale Abflachung häufiger. Dies gilt vor allem, wenn Menschen wiederholt traumatische Erfahrungen machen mussten, zum Beispiel in der Kriegs- und Nachkriegszeit. Hannah Arendt beschrieb in ihrem Tagebuch 1950 bei ihrem Besuch in Deutschland:

„Inmitten der Ruinen schreiben die Deutschen einander Ansichtskarten von Kirchen und Marktplätzen, die es gar nicht mehr gibt. Und die Gleichgültigkeit, mit der sie sich durch die Trümmer begeben, findet ihre Entsprechung darin, dass niemand um die Toten trauert (…). Dieser allgemeine Gefühlsmangel, auf jeden Fall aber die offensichtliche Herzlosigkeit, die manchmal mit billiger Rührseligkeit kaschiert wird, ist jedoch nur das auffälligste Symptom einer tief verwurzelten hartnäckigen und gelegentlich brutalen Weigerung, sich dem tatsächlich Geschehenen zu stellen." (Arendt 1993, S.24f.)

Wenn das „tatsächlich Geschehene" zu brutal, zu unaushaltbar, zu schambesetzt, zu schrecklich war, um sich dem stellen zu können oder zu wollen, dann ist die emotionale Abstumpfung eine individuelle Reaktion, die zu einer Reaktion einer ganzen Generation werden kann. Betrachten wir einige Beispiele dafür, wie sich in den Interviews bei den Befragten diese Symptome der Ängstlichkeit und der emotionalen Abflachung zeigten:

Eine Frau erzählt, dass sie sehr leidenschaftslos sei.

„Ich habe es immer gern ruhig und wenn alles seine Ordnung hat. Ja, so kann man das sagen. Meine Freundin zieht mich immer auf. Ich suche mir immer Freunde und Freundinnen, die sehr leidenschaftlich sind, also irgendwie so das Gegenteil von mir. Meine Mutter war auch so. Die hat gesagt: ‚Ich habe schon genug Aufregung in meinem Leben gehabt, ich brauche keine mehr.' Manchmal denke ich, mir fehlt da was oder ich bin nicht ganz richtig, aber irgendwie ist das jetzt normal, das gehört zu mir." (I 13)

Oft ist die emotionale Abflachung wie bei dieser Befragten so selbstverständlich geworden, dass sie wie ein Teil der Persönlichkeit wirkt. Erst wenn sie im Zusammenhang mit den Reaktionen auf die traumatischen Erfahrungen der Mutter, also der ersten Generation, gesehen wird, wird deutlich, dass es sich um einen Aspekt transgenerativer Traumaweitergabe handeln kann.

Eine andere Frau erzählte von ihren Ängsten:

„Wir hatten immer große Angst ... also meine Kindheit war überschattet mit der Angst, dass die Familie auseinanderfällt, dass irgendwas Schlimmes passiert und wir nicht zusammenbleiben können. Ich weiß nicht. Daraus resultiert mein Gefühl, nicht wirklich da zu sein, nicht das Gefühl zu haben, ah, jetzt bin ich da. Ich habe immer das Gefühl, dass sich irgendetwas verändert, dass irgendetwas geschieht und ich mich verändern muss. Ich muss woanders hin oder so. Und was ich übernommen habe und weitergebe, ist, glaube ich, dass ich unglaubliche Ängste meinen Kindern gegenüber habe. Schon als sie klein waren, auf dem Spielplatz, da habe ich gewisse Dinge nicht zugelassen aus Angst, ihnen könnte was passieren. Und auch jetzt ist das so. Sie müssen mir also immer Rechenschaft ablegen, wo sie sind, wann sie wiederkommen usw. Das ist nicht direkt Kontrollzwang, sondern geschieht eher aus dieser Angst heraus. Das ist auch so, wenn mein Mann zu spät nach Hause kommt. Wenn er sagt, er kommt um sieben und ist um acht noch nicht da, dann habe ich direkt irgendwelche Fantasien." (I 5)

Die Frau stammt aus einer großen Familie. Die meisten Angehörigen sind im Holocaust getötet worden, weil sie Juden waren.

Der Vater einer anderen Befragten musste mehrere Jahre in Süd-Ost-Europa als Kriegsgefangener in einem Bergwerk unter Tage arbeiten. Sie erzählt über sich:

> *„Ja, es war zum Beispiel immer so eine Angst vor dunklen, geschlossenen Räumen da, sich nicht hineinbegeben können, wenn jemand anders die absolute Lenkung und Verantwortung hat. Egal, ob das ein Flugzeug oder ein Schiff war, da war so ein Gefühl von Ausgeliefertsein. Mir fehlte einfach so eine Leichtigkeit, die ich nicht begründen konnte."* (I 8)

Den Zusammenhängen zwischen dem Erleben solcher Ängste mit den Erfahrungen ihres Vaters kam die Frau erst langsam auf die Spur, wie sie sagte. Ihre Angst trat auf, wenn „jemand anders die absolute Lenkung und Verantwortung hat". Auch als der Vater als Kriegsgefangener im Bergwerk eingesperrt war, hatte „jemand anders die absolute Lenkung und Verantwortung", er war ohnmächtig und ausgeliefert. Sie erzählte später, dass sie einmal in einen Berglift gestiegen ist:

> *„Ich war kurz vor einem Herzkasper und auch da war es wieder so: Ich kriegte keine Luft mehr, wollte da raus und hatte dieses Gefühl von: Ich bin da ausgeliefert!"* (I 8)

Auch hier muss sie sich wieder dem Gefühl ausliefern, vollständig abhängig zu sein von anderen, die die Verantwortung für das eigene Schicksal haben. Dies ist die Grundlage ihrer Angst. Auch wenn sie mittlerweile vermutet, dass diese Angst mit den Erfahrungen ihres Vaters zusammenhängen könnte, erschienen auch ihr, wie allen anderen, viele Jahre lang diese Ängste als Ängste ohne Grund.

3.6 Wie erklären sich Gemeinsamkeiten?: Spiegelneuronen und Resonanz

Alle vier beschriebenen Kernsymptome des Posttraumatischen Stresssyndroms treten auch bei Angehörigen der zweiten Generation auf. Dies zeigen sowohl die Forschungsergebnisse mit Kindern von Holocaust-Überlebenden als auch unsere Therapieerfahrungen sowie die Auswertung der Interviews.

Wie können diese Symptome als Folgen traumatischer Erfahrungen an Menschen weitergegeben werden, die diese Erfahrungen nicht selbst gemacht haben? Ein Hinweis bietet die neurobiologische Entdeckung der Spiegelneuronen.

„Die Patientin liegt wach im Operationssaal eines Krankenhauses im kanadischen Toronto. Ihr Kopf ist fest in einem Metallkäfig justiert, in der Schädeldecke über ihrem Stirnhirn klafft ein Loch. Wie Infusionsschläuche ragen zwei Mikroelektroden aus den Innereien ihres Geistes. Eigentlich unterzieht sich die Frau einem Eingriff gegen schwere Depression, gleichzeitig hat sie aber dem Physiologen William Hutchison erlaubt, an ihrem Gehirn ein neuro-wissenschaftliches Experiment vorzunehmen.

‚Schmerzt Sie das?', fragt Hutchison und piekst die Frau mit einer Nadel in den Zeigefinger. Noch bevor sie ihm mit ‚Ja' antwortet, messen die Sensoren das Feuern einer Einzelzelle. Kurze Zeit später sticht sich Hutchison vor ihren Augen selbst in den Finger. Erneut registrieren die Elektroden das Aufflackern der Schmerzzelle. Die Frau verneint jedoch, irgendetwas zu spüren.

Mit diesem Versuch hat der Wissenschaftler der Universität Toronto wohl erstmalig beim Menschen ein einzelnes Spiegelneuron beobachtet. Dieser Zelltyp versetzt Forscher weltweit in helle Aufregung – sehen sie in ihm doch die Basis für eine Reihe ureigener menschlicher Leistungen: das Erkennen fremder Absichten und Gefühle und sogar die Entwicklung von Sprache und Kultur.

Spiegelneuronen sind Nervenzellen mit einer Doppelfunktion. Einerseits sind sie an sensorischen oder motorischen Funktionen des Gehirns beteiligt – wie es bei den Schmerzzellen der Fall ist. Andererseits spiegeln sie Vorgänge, die wir in unserer Umgebung beobachten, in einer Art neuronaler Simulation nach." (Breuer 2002, S.70)

Die Spiegelneuronen sind die biologisch-neuronale Basis dafür, dass sich Menschen in andere Menschen hineinversetzen. Wir nennen dies Resonanz, vom lateinischen *resonare* „miteinander schwingen" (Cramer 1998). Offensichtlich versetzen sich Kinder in ihre Eltern hinein und spüren das, worüber diese gerade nicht erzählen, was sie aber erleben, ihre Ängste, ihre Erregung, ihr Vermeidungsverhalten. Dies kann so weit gehen, dass selbst ähnliche Trigger wie bei den traumatisierten Eltern auch bei der zweiten Generation traumatisches Erleben auslösen. Diese Erklärung reicht nicht aus, um alle Prozesse der transgenerativen Traumaweitergabe verständlich zu machen, aber sie ist die Grundlage dafür, dass Menschen leiden, ohne zu wissen, warum.

4   Leiden, ohne wissen zu können, warum: die vier Leeren der zweiten Generation

4.1   Schrecken ohne Worte – das große Schweigen

Wir haben gesehen, dass viele Menschen der zweiten Generation Symptome des Traumaerlebens spüren, ohne ein Trauma selbst erlebt zu haben. Der entscheidende Unterschied zwischen den Erfahrungen der ersten und der zweiten Generation liegt darin, dass die Angehörigen der ersten Generation wissen oder ahnen können, dass diese Symptome Folgen ihrer traumatischen Erfahrungen sind oder sein können. Auch wenn sie sich der Verbindung nicht bewusst sind, können sie zum Beispiel durch therapeutische Hilfen dieser Verknüpfung gewahr werden. Die Angehörigen der zweiten Generation spüren diese Symptome und leiden unter ihnen, ohne eine Quelle in ihrem Leben zu finden, die sie für das Entstehen solcher Symptome verantwortlich machen können. Leiden ohne zu wissen, warum – das könnte die Überschrift über ihre Erfahrungen sein.

Der entscheidende Unterschied zu ihren Eltern besteht darin, dass sie *nicht wissen können, warum* sie diese Symptome haben. Denn die meisten Angehörigen der ersten Generation reden nicht über ihr Erleben, über die Erschütterungen ihrer Innenwelten. Menschen, die sexuelle Gewalt erlebt haben, verstummen aus Scham oder weil ihnen das Mitteilen unter Androhung schlimmster Strafen oder Konsequenzen verboten ist, und auch die Menschen, die im Krieg oder in anderen Situationen traumatische Erfahrungen durchlitten haben, schweigen zumeist darüber. Manchmal kommt ihnen eine andere Möglichkeit gar nicht in den Sinn, manchmal entspringt das Schweigen der tiefen Gewissheit, alles alleine tragen zu müssen, und manchmal dem Bedürfnis, andere schonen zu müssen.

Die Bundestagsabgeordnete Christa Nickels erzählte in einer Rede im Bundestag, in dem damals über die Wehrmachtsausstellung diskutiert wurde, von ihrem Soldatenvater:

„Er wurde 1908 geboren und ist 1991 gestorben. Er war nicht Parteimitglied. Er wurde zurückgestellt, weil er Bauer war. Später wurde er eingezogen. Meine Mutter hat mir erzählt, dass mein Vater in den 50er Jahren – er war ein gestandener Mann, der sein ganzes Leben immer schwer gearbeitet hat – keine Nacht mit offenem Fenster geschlafen und jede Nacht von Feuern und Kindern geschrien hat. Sie sagte, dass es einfach grauenhaft war.

Ich habe meinen Vater natürlich sehr geliebt. Er hat nie erzählt, wie es war, wenn man das erste Mal auf einen Menschen schießt. Heute wundert mich das. Allenfalls haben die Männer, wenn sie auf einer Familienfeier betrunken waren, die Geschichte erzählt, wie sie zur damaligen Zeit ins Ausland kamen. Aber niemand hat gesagt, wie es war, wenn man auf jemanden schießen muss, darüber hat keiner gesprochen. Im letzten Jahr habe ich manchmal Menschen, die mir sehr nahe standen und das erlebt haben, danach gefragt. Sie können immer noch nicht darüber reden." (Zit. n. Schmidtbauer 2008, S.209)

Es gibt noch eine zweite Art und Weise, nicht über die traumatischen Erfahrungen zu reden, und diese besteht darin, dass immer wieder und immer das Gleiche darüber erzählt wird. Ein Kriegsabenteuer wird immer und immer wieder erzählt, als würde eine Schallplatte spielen, die einen Sprung hat. Man denkt, die betreffende Person erzähle hier etwas, sie berichte über ein traumatisches Erleben. Doch wenn man genau hinhört, dann wird man feststellen, dass zumeist gar nichts über das traumatische Erleben berichtet wird, sondern nur über einige Teile des Ereignisses. An der entscheidenden Stelle, wenn es um das eigene Erleben geht, um den Schrecken, um die Not, um die Angst, um die Trauer, um den Schmerz, an dieser Stelle hört die Geschichte auf. Erst wenn man dann fragt: „Wie geht die Geschichte weiter?" oder: „Wie ging es Ihnen dabei?" oder „Wie ging es dir? Wie hast du dich dabei gefühlt?", erst dann können manche über das hinter der Geschichte liegende traumatische Erleben berichten, während andere auch dann stumm bleiben. Hinter den vielen Worten kann sich die traumatische Erfahrung verbergen, auch sie sind eine Form des Schweigens.

Alle Menschen, die wir befragt haben, erzählen von dem großen Schweigen. Alle Berichte von Holocaust- und Kriegstraumatisierten, die wir gelesen haben, stellen das große Schweigen da. Der Schrecken hat keine Worte, oft deshalb, weil der Schmerz zu groß war.

Manche Kinder haben versucht nachzufragen. Eine Frau erzählt davon, was geschah, wenn sie ihren Vater fragte:

„Er kriegt eine andere Stimme. Das heißt, er hat nicht mehr so flott erzählt wie sonst. Es war immer ein bisschen fremd. Und jetzt würde ich sagen, er hat immer ein bisschen danach gesucht, was er da erzählen konnte und was er nicht wollte. Und mit dem Nachfragen wurde es immer schwierig. Jetzt auch im Nachhinein denke ich, wir haben uns ganz oft auf ein Glatteis begeben und er hat mich immer versucht, wieder ans Ufer zu ziehen, damit ich nur ja nicht weiterfrage." (I 8)

Andere Befragte erzählen davon, dass auf Fragen der Kinder hin Gespräche manchmal sehr aggressiv abgebrochen wurden. Zum Beispiel:

„Wenn ich meinen Vater fragte, was er im Krieg getan hat, dann guckte er mich böse an, stand auf und verließ den Raum." (I 1)

Bei wieder anderen war die Ausstrahlung des Schweigens so stark, dass sie gar nicht mehr zu fragen wagten:

„Ich habe immer gedacht, wenn man mir darüber nichts erzählen will, dann kann ich auch nicht fragen." (I 2)

Das Schweigen über etwas, das offensichtlich eine große Bedeutung hatte, ist ein grundlegender Bestandteil der Lebenserfahrung der zweiten Generation und es ist ansteckend. Ein Interviewter sagt:

„Also, das erste, was mir einfällt, ist eigentlich das Schweigen."

Und später berichtet er, dass er herausgefunden habe, dass er Verwandte hatte, die im Krieg umgebracht wurden und von denen der Vater nie geredet hat.

Aber er konnte selbst darüber mit dem Vater nicht reden:

„Ich habe nie darüber gesprochen, habe nie gesagt, dass ich das gelesen habe. Das war ein Tabuthema. Das heißt, ich habe nur das aufgenommen, was mir gesagt worden ist, aber ich kann mich nicht erinnern, irgendetwas gefragt zu haben, aus eigenem Antrieb." (I 2)

Und er erzählt, wie dieses Nicht-Fragen zu einem Teil seiner eigenen Persönlichkeit wurde:

„Ich habe auch dieses Nicht-Fragen ... Das hat sich auf alle Lebensbereiche übertragen. Also nicht nur über die Geschichte der Eltern, sondern ich habe ein-

fach nicht gefragt ... Ich habe keine Fragen gestellt ... Ich neige auch heute dazu, die Dinge mit mir selber abzumachen ... Ich überlege auch immer, bevor ich rede. Es passiert also sehr selten, dass ich den Mund aufmache, bevor ich mein Gehirn eingeschaltet habe. Ich lasse immer das Gehirn das vorbereiten, was ich sage, irgendwie, ja? Und ich nehme mir immer die Zeit zu überlegen, ob ich jetzt die Klappe halte oder etwas sage. Und dann überlege ich, wie sagst du es denn jetzt genau?"

Eine andere befragte Person sagt:

„Es war einfach so, dass man nicht fragte. Wir haben immer gewusst, da ist etwas, aber wir haben nicht gewusst, was. Und es ist immer noch so. Damit habe ich zu kämpfen. Ich neige dazu, immer alles hinzunehmen, wie es ist. Nichts in Frage zu stellen." (I 7)

Und noch ein Beispiel:

„Ich bin da eher für mich ins Schweigen gesunken. Ich bin da auch sehr mitgegangen, in dem, was mein Vater machte: Ich will damit nichts mehr zu tun haben." (I 8)

Und später beschreibt sie ihre „Atemlosigkeit".

„Ich halte eher die Luft an, als dass ich platze." (I 8)

Wie bei vielen anderen führt das Schweigen zu einer Einschränkung der Ausdrucks- und der Kommunikationsfähigkeit, zumindest zu einer Zurückhaltung in spontanen Äußerungen.

Der Schrecken findet keine Worte und verwandelt sich in eine Leere zwischen den Menschen und zu einer Leere in den Ausdrucks- und Kommunikationsmöglichkeiten.

4.2 Verluste ohne Trauer

Wer eine traumatische Erfahrung gemacht hat, hat etwas verloren. Vielleicht die Vertrautheit seiner Familie und die Unversehrtheit seiner Intimität durch die Erfahrung sexueller Gewalt. Vielleicht auch konkret Angehörige, Gesundheit, Heimat durch traumatisierende Erlebnisse im Krieg und in der Nachkriegszeit. Das Gefühl des Loslassens ist die Trauer, doch um zu trauern bedürfen Menschen des Innehaltens, brauchen sie Raum und Platz und Zeit für die Trauer und brauchen sie andere Menschen, die mit ihnen trauern. Wem verboten ist, über die sexuelle Gewalt zu reden, wer all das mit sich alleine abmacht, abmachen muss, findet auch keine anderen Menschen, mit denen gemeinsam getrauert und geklagt werden kann. Und in der Nachkriegszeit waren alle oder zumindest die meisten mit dem Überleben beschäftigt. Für das Trauern blieb kein oder kaum Raum. Nicht trauern zu können, heißt, den Schmerz nicht teilen zu können. Nicht trauern zu können, heißt dann auch, von etwas nicht loslassen zu können. Was nicht betrauert wird, setzt sich fest. Loslassen ohne Trauer heißt: Das Losgelassene kehrt wieder.

Was viele Menschen durch traumatische Erfahrungen verloren haben, ist das Gefühl der Heimatlichkeit. Die zahlreichen Vertriebenen und Flüchtlinge haben im buchstäblichen Sinn ihre heimatlichen Orte und sozialen Gemeinschaften verloren. Dort, wo es vertraut und selbstverständlich war, wo man sich kannte und wo man dazugehörte. Andere haben in den Kriegs- und Nachkriegsjahren die Heimat verloren als selbstverständliche Nachbarschaft in den Städten, die nun zerbombt waren, mit anderen Kindern und Erwachsenen, die nun in alle Winde verstreut oder gestorben waren. Menschen, die vergewaltigt oder sexuell missbraucht wurden, haben oft die Selbstverständlichkeit und die Zugehörigkeitsgefühle zu ihrer Familie verloren, aus der die Täter/innen kamen, oder zumindest das In-sich-Wohnen, die Selbstverständlichkeit des eigenen Körpers, des eigenen Leibes. Wenn diese Sicherheit fehlt, verunsichert das.

Der Boden, Neues zu schaffen, ist brüchig und damit die Voraussetzung, sich eine neue Heimat schaffen zu können. Der einzige Weg, eine neue Heimat wieder aufzubauen, liegt darin, den Verlust der alten zu betrauern, der Trauer Zeit und Raum zu geben.

Viele Befragte erzählen davon, dass es Trauer und Traurigkeit bei ihren Eltern nicht gab:

„Bei uns wurde nie geweint. Nur einmal, da hatte meine Mutter eine Schüssel zerbrochen, die sie neu bekommen hatte. Äh, ich weiß nicht mehr, wie das geschehen war, aber da war sie ganz fertig und da heulte sie und hörte gar nicht mehr auf und schimpfte heulend mit sich, dass sie so viel heulte, und war ganz fassungslos. Aber sonst: Bei uns wurde nie geheult, nie.“ (I 9)

„Wenn mein Vater da war, habe ich nie geweint. Vielleicht ab und zu mal, als ich ganz klein war, ganz am Anfang. Doch wenn ich geweint habe, dann stand mein

Vater auf, schon bei der ersten Träne, und gab mir eine Ohrfeige. Da habe ich mir das schnell abgewöhnt." (I 6)

„Meine Mutter ist ja nun schon 87 und jetzt erzählt sie davon, relativ unbeteiligt, dass sie einen Verlobten verloren hatte im Krieg ... das fällt mir gerade jetzt erst so ein ... er ist nie bejammert worden. Das gehörte mehr zu den Dingen, die einfach so geschehen." (I 8)

Auch in den Therapien beobachten wir immer wieder, dass traumatisierte Menschen und vor allem mehrfach traumatisierte Menschen große Schwierigkeiten haben, zu trauern und loszulassen. Das ist sehr verständlich, weil Trauern und Loslassen bei traumatisierten Menschen meist mit der bedrohlichen Vorstellung von Kontrollverlust und Ausgeliefertsein verbunden sind. Wenn Loslassen als Gefahr erlebt wird, in einen Abgrund zu fallen, dann ist dies subjektiv existenziell bedrohlich – und wird deshalb vermieden.

Das gleiche Phänomen beobachten wir bei Angehörigen der zweiten Generation. Das bestätigen auch viele Befragte:

„Das Trauern fällt mir immer noch schwer. Meistens geht das nur, wenn ich ganz allein bin und wenn keiner das mitkriegt. Sobald jemand ins Zimmer kommt, setze ich wieder die Maske auf und dann ist es aus. Dann tue ich so als ob." (I 15)

Eine als kleines Kind sexueller Gewalt ausgesetzte Frau, deren Mutter Mittäterin war, sprach in der Therapie von ihrer „allerschlimmsten Erfahrung" neben der Qual, Schmerzen aushalten zu müssen: „..., dass meine Mutter versteinerte."

Alles deutete darauf hin, dass diese Mutter wiederum als Kind unter den kalten und verachtenden Blicken ihrer Mutter, der Großmutter also, mit der die Klientin im gemeinsamen Haushalt aufgewachsen war, von ihrem Stiefvater vergewaltigt worden war. Die Mutter der Klientin war zu Stein verhärtet. Tränen, Trauer und Mitgefühl waren ihr abhanden gekommen.

„Nein", sagte die Klientin, *„niemals würde ich wagen, sie darauf anzusprechen, nie, nie, niemals ... Nein, weinen durfte ich nicht. Weinen durfte bei uns keiner ... Ich weiß noch, wie mein kleiner Bruder mal weinte, ich weiß nicht mehr, warum. Der hat solche Prügel bezogen – bis er in der Ecke lag. Furchtbar war das. Ich wusste nicht, was ich tun sollte. Ich hatte doch solche Angst ... Und das versteinerte Gesicht meiner Mutter ... Nein, ich kann heute noch nicht weinen. Die Angst ist so groß, sie sitzt mir in allen Knochen."*

„Ja, das musste ich mir mühsam erarbeiten, das ging erst durch meine Kinder, dass ich von denen gelernt habe, äh, ja, wie das so ist, dass, ähm, ja dass man auch mal weinen kann und dass das auch gar nicht schlimm ist. Ich dachte anscheinend früher immer, das war so oft, als ob mir da der Boden unter den Füßen wegging, als ob ich mich dann auflöse mit jeder Träne." (I 12)

Wenn das Vorbild zu trauern fehlt, ja, wenn Trauern verboten und abgewehrt („Du Heulsuse!") oder sogar herausgeprügelt wird, dann tritt an die Stelle eines wichtigen, eines lebensnotwendigen Gefühls eine Leerstelle.

Viele Angehörige der zweiten Generation versuchen, ähnlich wie ihre Eltern, durch Ablenkungen das Nicht-Trauern und Nicht-Fühlen durchzuhalten. So zum Beispiel eine Klientin, die erzählte:

„Als ich mich getrennt hatte, war ich eigentlich am Boden zerstört, aber ich redete mir ein, dass das gar nicht so schlimm ist. Wozu brauchte ich einen so doofen Kerl? Ich komme ja auch alleine gut klar. Und je mehr ich merkte, dass ich damit nicht gut klar kam, desto mehr strengte ich mich an und stürzte mich in die Arbeit und so ... Bis es dann nicht mehr ging."

Leistung statt Trauern, Arbeiten statt Loslassen, mit Schmerzen alleine klarkommen, „Zähne zusammenbeißen und durch" – das waren und sind Leitmotive vieler Angehöriger der zweiten Generation, die oft zu Leid-Motiven wurden.

4.3 Schmerz ohne Trost

Die traumatisierten Angehörigen der ersten Generation haben Schmerzen, schlimme und kaum aushaltbare Schmerzen und Verwundungen, erleben müssen, ohne Trost zu finden. Für die meisten galt, dass niemand da war, der Schutz bot und Verständnis hatte, dass niemand Zeit, Kraft oder Interesse hatte, sich zu kümmern, nachzufragen, zu wärmen und zu halten. Wir haben schon erwähnt, dass es in den Kriegs- und Nachkriegszeiten nicht nur an Menschen, Kraft und Zeit fehlte, solche Unterstützungen zu erfahren, sondern dass es überhaupt gefährlich war, nach Trost und anderer Unterstützung zu suchen, geschweige denn, sie einzufordern. Für die Soldaten war das Wehrkraftzersetzung, für die Jugendlichen, die Hilfsdienste bei der Flak oder bei der Trümmerbeseitigung leisten mussten, ebenso. Flüchtlinge und Vertriebene sowie die Menschen in den Bombenkellern mussten ihre Schreie ersticken und ihre Klagelaute blockieren. Das Verstummen wurde zur Norm, die Herzenseinsamkeit zur Regel (mit Herzenseinsamkeit bezeichnen wir die Einsamkeit, in der das, was einem als wirklich Wichtiges am Herzen liegt, nicht mit anderen Menschen geteilt werden kann, siehe Baer/Frick-Baer 2010).

Was war die Folge? Statt zu klagen wurde gearbeitet und, wenn es nicht anders ging, getrunken. Der Aufbau, der große Fleiß und die Intensität des Arbeitens der meisten Angehörigen der Kriegsgeneration waren auch den Notwendigkeiten des Wiederaufbaus geschuldet und dabei haben diese Menschen bewundernswerte Leistungen vollbracht. Diese Arbeitsintensität und der Arbeitsumfang waren aber auch eine Strategie zur Bewältigung der Schmerzen, die keinen Trost gefunden hatten.

„Wenn mir niemand hilft, dann muss ich es eben alleine machen, dann sorge ich halt selbst für mich", das war der Leitspruch vieler. Vielen gelang dies, zumindest jahre- und jahrzehntelang, bis dann doch im Alter die Schmerzen durchbrachen und die Erinnerungen wiederkamen oder wiederkommen. Doch der Preis war hoch. Sie bezahlten mit einer hohen Anstrengung und mit Härte gegen sich selbst.

Wie erlebten dies deren Kinder? Sie erlebten in der Regel fleißige Eltern, die es zu etwas gebracht hatten und die viel auch in ihre Kinder investierten, weil sie es „mal besser haben sollten". Manche übernahmen diese Leistungsorientierung, andere lehnten sich dagegen auf, wieder andere taten beides, übernahmen sich und lehnten sich auf. Viele Angehörige der nächsten Generation respektierten, ja bewunderten oft sogar die Lebensleistung ihrer Eltern, aber sie spürten auch, dass *„da etwas nicht stimmt"*, wie eine Klientin erzählt.

„Da war noch was, was ich nicht greifen konnte. Da war so'n Druck hinter, der mir unheimlich war." (I 10)

Oft wurde dieser Druck politisch-gesellschaftlich begründet, mit moralischen Prinzipien, mit der preußischen Pflichterfüllung oder aber auch damit, dass man sich anstrenge im Interesse der Kinder, im Interesse der nächsten Generation. Viele Kinder und damit viele Angehörige dieser nächsten Generation waren dafür einerseits dankbar, spürten aber andererseits, dass ihnen damit etwas aufgeladen wurde, was sie vielleicht gar nicht haben wollten. Und so war es ja auch. Die Eltern, die traumatisierten Angehörigen der ersten Generation wollten, dass es ihren Kindern besser ging, und gleichzeitig war in diesem Leistungsethos auch die Schmerzbewältigung enthalten, die Bewältigung des traumatisierenden Schmerzes, der keine Worte fand und keinen Trost. Deswegen lag in dieser Bewältigung Härte, manchmal auch Kampf oder enthielt sie nahezu Gewalttätiges, auch Gewalttätiges gegen sich selbst, das bei vielen Kindern auf Widerstand stieß.

Es ist uns in unserer therapeutischen Praxis nicht nur einmal begegnet, dass Kinder der Kriegsgeneration vor einer geradezu unlösbaren Aufgabe standen. Sie sollten sich einerseits dankbar zeigen und den Anstrengungen ihrer Eltern würdig erweisen, indem sie „besser" waren, einen höheren Bildungs- und beruflichen Status erreichten als ihre Eltern, andererseits aber nicht zu viel besser werden, sich nicht erheben über sie. Selbst diejenigen, denen nichts ferner lag als Überheblichkeit, erlebten sich irgendwann als chancenlos und verstummten. „Glauben Sie mir, das war so ziemlich die Härte", brachte ein Klient sein Lebensgefühl zum Ausdruck.

Viele Angehörige der zweiten Generation erzählen, dass sie sich gegen die Härte ihrer Eltern durchaus auflehnten, zumindest zeitweilig in der Jugendzeit, aber doch das meiste davon – manchmal auf dem Boden der Resignation – übernahmen, und auch für sich selbst große Schwierigkeiten hatten, Trost zu erwarten oder Trost zu suchen. Sie übernahmen die Selbstverständlichkeit, alleine mit Problemen fertig zu werden, sie übernahmen die Selbstverständlichkeit, dass Schmerz keines Trostes bedarf oder keinen Trost bekommen kann.

„Einmal brach ich mir, als ich 14 war, den Arm und verheimlichte das, zu Hause und in der Schule. Und ich war da auch richtig stolz drauf, dass ich mir den Schmerz gar nicht hab anmerken lassen. Der Arm war nicht richtig durchgebrochen, aber das habe ich dann Jahre später gemerkt, der war gebrochen, also das hat man auf dem Röntgenbild gesehen, aber da war ich schon erwachsen und als Jugendlicher habe ich da so getan, als wäre das nichts, als hätte ich mich so ein bisschen gestoßen, aber da wäre nichts. Wenn ich da heute dran denke, bin ich fassungslos, aber damals war das normal." (I 3)

Andere Menschen der zweiten Generation übernahmen von Angehörigen der ersten traumatisierten Generation das Verhalten, Schmerzen und Verwundungen geduldig und ergeben zu ertragen, statt zu klagen – und das für selbstverständlich zu halten. Wenn Opfer sexueller Gewalt über das, was ihnen widerfahren ist, schweigen müssen, wenn ihnen keine Aufmerksamkeit, kein Schutz, keine Parteilichkeit, keine Solidarität, kein Mitgefühl und kein Trost entgegengebracht werden, dann verlieren sie ihren inneren Ort der Bewertung (Rogers) oder werden in ihm zutiefst verunsichert. Vergewaltigung erscheint dann nahezu als normal, oft als selbstverständlich zu der Beziehung Mann-Frau, Erwachsener-Kind zu gehören. In unserer therapeutischen Praxis treffen wir immer wieder auf Menschen, v.a. Frauen jeden Alters, erschütternderweise auch auf sehr junge Frauen, deren Mütter den sexuellen Missbrauch ihrer Töchter vonseiten des Vaters, Großvaters oder Onkels geduldet haben: durch Wegsehen, durch Wegducken, manchmal sogar aus der Motivation heraus, „lieber die Tochter als ich".

Auch wenn Sie und wir das lieber nicht für möglich halten würden und so unfassbar es ist: Es ist harte Realität. Und die Mechanismen transgenerativer Weitergabe von Traumata scheinen uns zumindest ein Aspekt zu sein (wir betonen: *ein* Aspekt), der solche erschütternden Folgen erklärt, nicht entschuldigt.

Wenn Kinder die Erfahrung machen, dass die Eltern den schlimmsten Schmerz, den sie in ihrem Leben erlitten haben, nicht teilen können, weil sie auch bei dem Schmerz und unmittelbar nach diesem Schmerz der traumatischen Erfahrung nicht gehalten wurden, dann ist dies ein Vorbild für die nächste Generation. Kinder lernen über Vorbilder, also lernen sie, dass Schmerz keinen Trost braucht oder dass sogar der Wunsch nach einem Trost gefährlich sein kann. Uns wurde von einigen Familien, in denen die Angehörigen der ersten Generation Opfer sexueller Gewalt oder Holocaust- oder Kriegsopfer waren, berichtet, dass es dort üblich war, sich nicht zu berühren, weil Berührungen tabu waren. Dies findet sich auch in den Berichten über Holocaustopfer wieder: „Das psychische Erleben hing, wie erwähnt, oft davon ab, ob es dem Häftling gelang, sich zumindest teilweise psychisch abzuschotten." (Wardi 1997, S.203) Dieses psychische Abschotten geriet später oft in Gefahr, wenn diese Menschen andere berührten oder von ihnen berührt wurden. Für die nächste Generation galt deshalb: „Viele Patienten können sich nicht an einen lebendigen Körperkontakt erinnern." (Wardi 1997, S.13)

Auch wir hörten solche fast banal wirkenden, dennoch sich dramatisch auswirkenden Leitsätze wie: *„Die Schmitzens weinen nicht"*, „Gefühle gibt es bei den Nachbarn, aber nicht bei uns" oder: *„Diese Schmuserei haben wir doch nicht nötig."*

4.4   Die psychische Leere und das schwarze Loch

Schrecken ohne Worte, Verluste ohne Trauer und Schmerz ohne Trost sind jeweils Erfahrungen von Leere. Die Angehörigen der ersten Generation konnten über ihre traumatische Erfahrung nicht reden, erlebten weder gemeinsame Trauer noch Trost, sie haben also selbst in der „Zeit danach" diese Leereerfahrung und die Leere weitergegeben. Eine Befragte bezeichnete dies als „Vakuum" (I 8) ein anderer als „Lücke":

„Da war immer eine Lücke bei meinen Eltern, zwischen denen, aber auch in denen, irgendwas fehlte, irgendetwas war nicht da, etwas, das nicht fassbar war. Und irgendwann war die Lücke auch in mir, war in mir auch so eine Leere. Ich weiß nicht, wie man das so richtig bezeichnet, aber Leere ist das Wort, was mir einfällt. Innerlich war ich da irgendwie leer." (I 10)

Ein Patient aus der zweiten Generation der Holocaust-Überlebenden sagte: *„Ich begreife langsam, dass ich trotz aller Ausbildung auch selbst eine Leere spüre, die auf die Ängste meiner Eltern im Zusammenhang mit Krieg und Migration zurückgeht."* (Opher-Cohn 2000, S.20)

Diese innere Leere wird oft als psychische Leere bezeichnet. Sie ist beides, sie ist die Erfahrung von Leere im Außen und sie ist das Erleben von Leere, das sich zu einer inneren Leere verfestigen kann. Doch das Erfahren von Leere ist mehr als eine Leerstelle, es entwickelt die Qualität eines schwarzen Lochs. „Das psychische Loch, von dem hier die Rede ist, gleicht dem Phänomen des schwarzen Lochs, von dem in der Physik die Rede ist. Das schwarze Loch ist ein Körper, der in der Folge der Gravitationskraft alles ansaugt, was in seine Nähe kommt. Das psychische Loch kann ebenfalls als Körper gesehen werden, als Verdichtung der Fantasien über die traumatische Vergangenheit der Eltern, die das gesamte Leben des Patienten beeinflusst. (…) Das Kind erlebt den fehlenden Teil der Lebensgeschichte der Eltern als eine ständige Verletzung seiner Psyche, als Lücke in seinem emotionalen Empfinden." (Opher-Cohn 2000, S.166f.)

Das schwarze Loch des Schweigens und Verschweigens hat etwas Anziehendes, es saugt wie in der Physik alles auf. Angehörige der zweiten Generation beschäftigen sich mit dem schwarzen Loch, verausgaben sich in ihrer Energie, ohne wirklich Erfüllung und Selbstgewissheit erreichen zu können. Manche ziehen sich dann zurück und geben auf und verstummen selbst, ebenso wie die Eltern verstummt sind, andere versuchen sich dagegen aufzurichten oder sich dagegen aufzulehnen. Beides hat Konsequenzen in den sozialen Beziehungen, auf die wir noch zurückkommen. Das Tabu wird zu einem Kraftfeld, ist also noch viel mehr als eine Leerstelle. „„Die Gefühlswelt verabscheut ein Vakuum‘, schreibt Gina Wardi, und sie erklärt damit, dass sich die riesigen Leerstellen des Schweigens zwangsläufig mit Fantasien füllen, die eine Verbindung zwischen dem Innenleben und der noch entsetzlicheren Realität suchen." (Wardi 1997, S.17, aus dem Vorwort)

In unseren Interviews wird dies bestätigt, wenn z.B. eine Befragte erzählt:

„ Ich habe mir ständig Gedanken über meinen Vater gemacht, mir war wichtig, wie es ihm geht, was er denkt, was er fühlt, wie er drauf ist und ich wusste das auch meistens. Ich wusste das manchmal eher als er selber und darin bin ich heute noch gut bei anderen Menschen. Ich arbeite im Büro und ich bin aber sowas wie die Seelsorgestelle, manche sagen auch Mutter Theresa zu mir, weil ich bei allen immer alles mitbekomme und nichts einfach so stehen lassen kann. " (I 6)

Das Kraftfeld wirkt und das Kraftfeld hat Auswirkungen auf die sozialen Beziehungen. Diese sind einer näheren Betrachtung wert. Der Begründer der Sozialpsychologie Kurt Lewin hat mit seinem Modell des topologischen Feldes eine Methodik geliefert, die die Wirkungskräfte des Tabus und der Leere verständlich machen kann.

Wenn Sie Skizze 1 betrachten, sehen Sie in dem unteren Kreis das Selbstbewusstsein eines 11-jährigen Mädchens dargestellt. Für ihr Selbstbewusstsein sind zu dem gegenwärtigen Zeitraum vier Faktoren besonders wichtig:

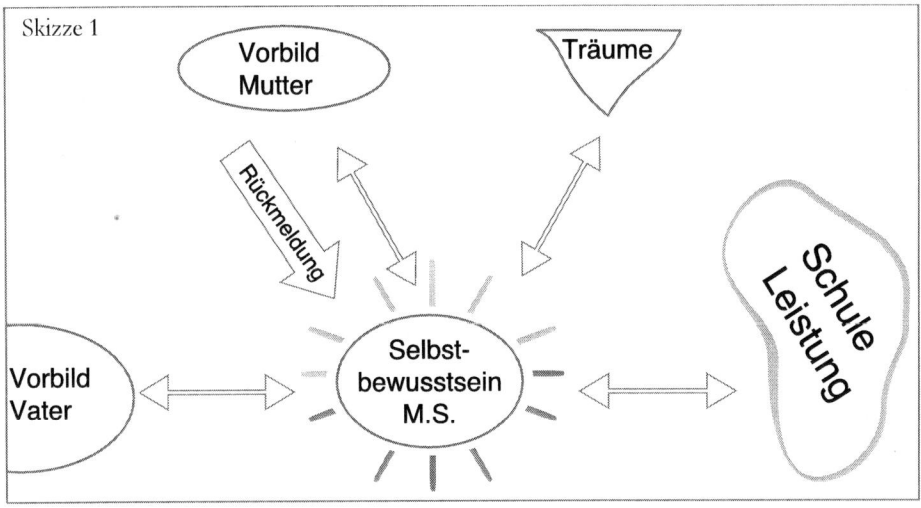

» Die Wechselbeziehung zur Mutter und dabei insbesondere deren Vorbildfunktion und deren Rückmeldungen, die ihr für ihr Selbstbewusstsein als Mädchen am wichtigsten waren.

» Die Wechselbeziehung zum Vater und dessen Vorbildrolle als tatkräftiger und erfolgreicher Mann.

» Ihre Träume und Sehnsüchte, die ihre Zukunft betreffen.

» Ihre Erfahrungen und Erfolge in der Schule, was die Kontakte und Zugehörigkeiten zu den Freund/innen und die schulischen Leistungen umfasst.

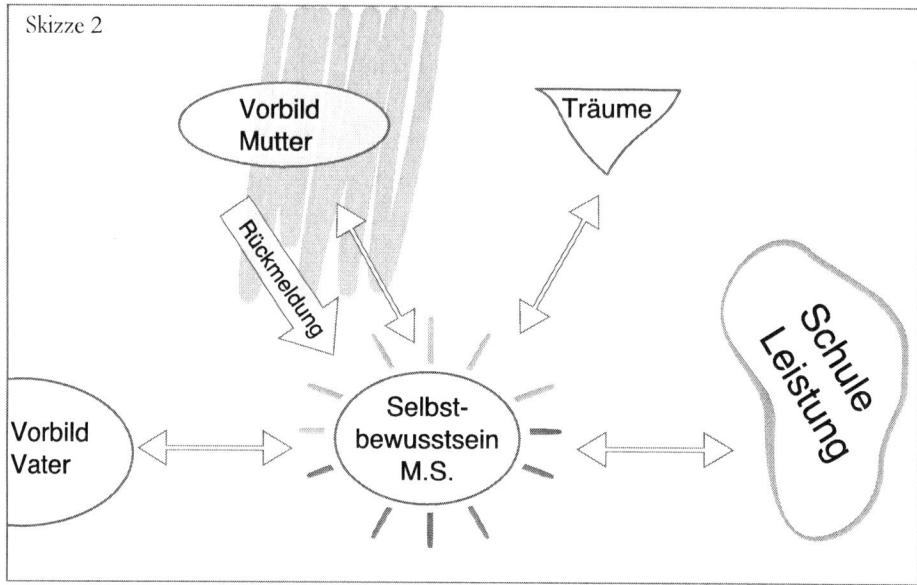

Skizze 2

Nun wechseln wir die Szene und stellen uns vor, dass die Mutter durch Trigger ausgelöst zunehmend von ihren traumatischen Erfahrungen sexueller Gewalt eingeholt und überwältigt wird. Infolgedessen zieht sie sich zurück, ist überwiegend mit sich beschäftigt, meidet Kontakte, wird immer ängstlicher und unsicherer. Ihre Vorbildfunktion für das Mädchen geht verloren, Rückmeldungen werden nicht mehr gegeben. Die Tochter versteht die Veränderung nicht. Sie beschäftigt sich innerlich sehr mit der Mutter, ohne zu verstehen, was los ist. (Skizze 2)

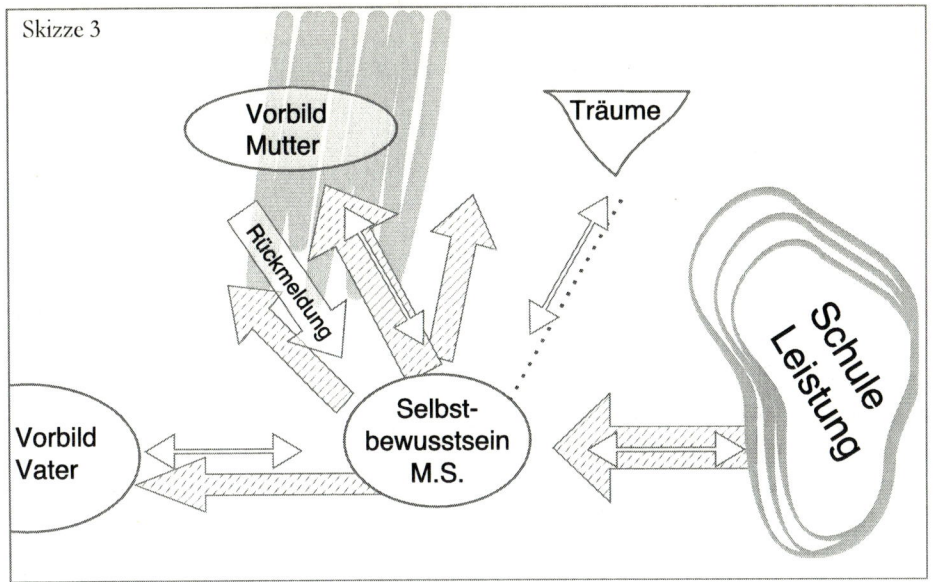

Skizze 3

Die Folgen sind eindeutig (Skizze 3):

» Die Energie der Tochter konzentriert sich zunehmend auf die Mutter, sie geht aber damit ins Leere.

» Der Vater wird als Ersatzfunktion für die Mutter genutzt, was aber nur beschränkt möglich ist, da er kein Spiegel für die weibliche Identitätsentwicklung sein kann.

» Die Schule gewinnt an Bedeutung. Manche dieser Kinder sinken in ihrer Leistungsfähigkeit ab, andere, wie dieses Mädchen, kompensieren die entstandene Mutterleere durch bessere schulische Leistungen, um daraus einen Teil des Selbstbewusstseins zu holen.

» Doch das Selbstbewusstsein insgesamt sinkt. Die Ersatzbemühungen reichen nicht und das Nicht-Erreichen der Mutter wird als persönliches Versagen erlebt. Eine Folge ist, dass die Träume und Visionen verblassen.

Die Menschen verlieren sich in der Leere, im Nichts.

5   Zweite Generation:
Leerstellen in Identität und Bindung

5.1   Risse in der Selbstverständlichkeit

Die Leerstellen, die Kinder der zweiten Generation traumatisierter Menschen erleben, und vor allem das Kraftfeld Tabu, das wie ein schwarzes Loch wirkt, haben Auswirkungen auf deren Selbstverständlichkeit und ihr Selbstbewusstsein. Selbstverständlichkeit – damit meinen wir die Gewissheit, dass wir Menschen ein Recht auf eine Meinung haben, dass wir wirksam sind und wertvoll für andere sein können.

Therapeut/innen, die mit traumatisierten Menschen in freier Praxis arbeiten, wissen, dass die meisten von ihnen nicht mit dem Thema ihrer traumatischen Erfahrung eine Therapie beginnen. Als Grund, warum sie eine Therapie beginnen, führen sie vor allem an, dass sie zu wenig Selbstbewusstsein haben und ihre Selbstzweifel nicht mehr aushalten. Erst später stellt sich zumeist der traumatische Zusammenhang heraus (Frick-Baer 2009).

Dies ist nicht nur dadurch erklärbar, dass es oft einer vertrauensvollen therapeutischen Verbindung bedarf, um durch Scham und Schuldgefühle hindurch von traumatischen Erfahrungen auch in der Therapie zu berichten. Eine der gewichtigsten Folgen einer traumatischen Erfahrung besteht darin, dass das Selbstwertgefühl bei vielen Menschen geschädigt wird. Ich bin Opfer, ich bin ausgeliefert, ich kann mich nicht wehren – das verletzt die Sicherheit und das kann das Selbstbewusstsein beschädigen und folglich am Anfang einer Therapie im Vordergrund des Interesses stehen. Oft entstehen Risse in der Identität, also in dem, was das Unverwechselbare eines Menschen ausmacht, oft geht die Selbstverständlichkeit verloren, etwas wert zu sein.

Dies gilt auch für die zweite Generation, die Risse in der Selbstverständlichkeit werden an die Kinder traumatisierter Menschen weitergegeben. Sie erleben ihre Eltern bzw. die traumatisierten Elternteile in der Regel nicht als selbstverständlich.

Da gibt es bei den Eltern zahlreiche Selbstabwertungen und Selbstzweifel, da werden wohlwollende und wertschätzende Rückmeldungen anderer mit den Worten abgelehnt: „Das kann doch nicht stimmen! Du meinst doch gar nicht mich." Diese Unsicherheit der Elterngeneration, die manchmal – unter Alkoholeinfluss – von Größenwahn und selbstgefälligem Gehabe ergänzt wird, ist für die Angehörigen der zweiten Generation oft unerklärlich. Sie erleben ihre Eltern meist anders als diese sich selbst. Das verunsichert, das färbt ab.

Und noch etwas kommt hinzu: Bei den Eltern fehlt etwas, bei ihnen gibt es ein Geheimnis, ein Tabu, das nicht greifbar ist, nicht spürbar ist, für das es keine Worte gibt. Also begleitet die Angehörigen der zweiten Generation eine Irritation durch ihr kindliches und jugendliches Leben.

Die Verunsicherung führt bei vielen traumatisierten Menschen dazu, dass sie verunsichert sind, was Entscheidungen betrifft. Eine Befragte erzählte von ihren Eltern:

„Da wurde dann schon drei Jahre lang darüber gesprochen, wie das wäre, wenn man sich einen Kühlschrank kauft. Und dann, ja dann kam nicht einer von den beiden her und hat gesagt: ‚Wie wäre es denn, wenn wir mal einen Kühlschrank kaufen?', sondern das haben sich die beiden in langer, langer Zeit erarbeitet. Es gab bei uns nichts ganz Spontanes." (I 8)

In der Folge setzte sich diese Haltung zumindest anfangs auch in den Angehörigen der nächsten Generation fort.

Sie *„hatte immer das Gefühl, wenn ich etwas Spontanes mache, mache ich Blödsinn."* (I 8)

Eine andere Betroffene berichtete:

„Ich wusste oft nicht, was ich wollte, so ging das mein ganzes Leben lang. Anfangs machte ich immer das, was die anderen sagten, und orientierte mich an denen und das ging auch lange gut. Aber nach der Trennung von meinem ersten Mann merkte ich, dass das nicht funktioniert, und dann wurde es kritisch, ja richtig schlimm. Ich wusste nicht nur nicht mehr, was ich wollte, ich wusste auch gar nicht mehr so richtig, wer ich bin. Als der weg war, war ich nichts mehr ... Das ist immer noch schlimm, an die Zeit zu denken. Ich bin dann stundenlang umhergelaufen durch die Stadt und wusste gar nicht, was ich wollte und was ich suche ... Vielleicht habe ich mich gesucht, aber gefunden habe ich mich jedenfalls nicht." (I 1)

Die Leereerfahrungen und das beschriebene schwarze Loch können die Identität eines Menschen beeinträchtigen, manchmal sehr massiv und sehr nachhaltig. Dies betrifft viele der Interviewten. Die meisten von ihnen haben sich dann auf den Weg gemacht, ihre eigene Identität zu entwickeln, über Therapien, über neue Partnerschaften, über Sport, über Arbeit, auf verschiedenen, meist mühsamen Pfaden, die viel Zeit und Energie kosteten.

Ein Merkmal, das die Brüchigkeit der Identität bei Angehörigen der zweiten Generation ausmachte und ausmacht, waren die Unstimmigkeiten im Erleben. Es lohnt sich, diesen Aspekt genauer zu betrachten.

5.2 Unstimmigkeiten: Von den zwei Heimaten bis zum „Was stimmt?"

Kinder können offensichtliche Widersprüchlichkeiten im Verhalten und in den Äußerungen der Eltern oder anderer Menschen in der Regel gut aushalten. Diese sind Teil ihrer lebendigen Erfahrungen und ermuntern dazu, auch die eigenen Widersprüchlichkeiten des Lebens und Erlebens zu akzeptieren. Doch es gibt offensichtlich Unstimmigkeiten, unter denen Kinder leiden. Hier handelt es sich zumeist nicht um deutlich erkennbare Widersprüchlichkeiten im konkreten Verhalten oder in konkreten Äußerungen, sondern um schwer greifbare Widersprüche, die die Grundstimmung, das Grundgestimmtsein des Verhaltens und der Kommunikation betreffen. Deswegen sprechen wir eher von Unstimmigkeiten als von Widersprüchen, die über eine lange Zeit hinweg das Verhalten von Eltern gegenüber ihren Kindern prägen und worunter diese leiden. In unseren eigenen Untersuchungen sowie in Forschungsberichten haben wir drei wichtige Kristallisationspunkte dieser Unstimmigkeiten herausarbeiten können.

Die erste Unstimmigkeit betrifft das auseinanderfallende Erleben der „zwei Heimaten". Eine Befragte erzählt:

„Ich wusste nie, wo ich eigentlich zu Hause war. Und solche Begriffe wie Heimat habe ich ganz abgelehnt, die sind mir immer noch fremd, wie soll ich sagen, da habe ich gar keinen Bezug zu. Eine Zeit lang konnte ich das ganze Heimatgerede gar nicht mehr hören, jetzt ist es mir eigentlich egal. Wenn ich als Kind von zu Hause redete, dann meinte ich die Wohnung, wo wir lebten und die Freunde und die Nachbarn und die Stadt und die Schule und so. Wenn meine Mutter von zu Hause redete, dann war das Schlesien. In unserer Familie gab es zwei Zuhause." (I 13)

Eine andere Frau teilte uns mit, dass sie in ihrer Kindheit „immer auf dem Sprung" war:

> *„Als ich noch klein war, also vor der Grundschule oder auch am Anfang der Grundschule, da dachte ich ... also, dass wir gleich wegziehen. Immer habe ich gedacht, dass gleich der Wohnwagen kommt, also nicht der Wohnwagen, sondern der Umzugswagen kommt und dass wir gleich wegziehen. Wenn ich mir das von heute aus anschaue, dann kommt es mir vor, als wären wir irgendwie nur so im Urlaub gewesen oder auf Durchreise, äh, in unserer Wohnung, als würde es immer wieder gleich zurückgehen, als ich dann älter wurde, habe ich dann schon gemerkt, dass das nur Gerede war, aber als ich kleiner war, da war das so."* (I 15)

Hier wirken sich traumatische Erfahrungen durch Flucht und Vertreibung nicht im konkreten Verhalten aus, sondern darin, dass die Angehörigen der ersten Generation offensichtlich nicht von der alten Heimat loslassen können und wollen. Sie können sich dadurch nicht auf ein neues Zuhause einlassen. Die starre Bindung an das alte Zuhause klafft mit der Lebenswirklichkeit der Kinder auseinander, so dass die Angehörigen der zweiten Generation dies als Unstimmigkeit erleben. Diese Unstimmigkeit ist nicht peripher, sondern sie betrifft eine wesentliche Grundlage leiblichen Befindens. „Heimat" und „Zuhause" stehen für die erlebten sozialen Regionen, in denen Schutz und Zugehörigkeit vorhanden sind und Selbstverständlichkeit die Grundlage des Erlebens ist. Fehlt dies oder erweist sich diese Selbstsicherheit durch die beschriebenen Unstimmigkeiten als brüchig, können gravierende Unsicherheiten im Selbstwertgefühl die Folge sein. Manche Kinder werden dadurch in Außenseiterpositionen gedrängt, worauf wir noch zurückkommen werden.

Die zweite Unstimmigkeit betrifft die Diskrepanzen zwischen verbalen Äußerungen und der Art und Weise, wie die Kinder die Angehörigen der ersten Generation leiblich erfahren. Ein Beispiel aus einem therapeutischen Gespräch:

Klient: „Für meine Mutter war ich irgendwie fremd und die war mir auch fremd."
  Therapeut: „Woran haben Sie das gemerkt?"
  Klient: „Das weiß ich nicht, das war immer so ... Nee, das weiß ich wirklich nicht."
  Therapeut: „Haben Sie das eher daran gemerkt, wie sich Ihre Mutter Ihnen gegenüber verhalten hat oder wie sie Sie angeschaut hat oder berührt hat oder an dem, wie sie mit Ihnen gesprochen hat?"

Klient: „Eigentlich mit allem ... Ich weiß noch, einmal habe ich Geburtstag gehabt, ja, jetzt fällt mir das ein, da bekam ich von ihr ein Fahrrad geschenkt und ich durfte draußen auf der Straße, das war so eine Nebenstraße, da durfte ich Fahrrad fahren. Und da hat meine Mutter gezittert und war kreidebleich, so richtig ganz doll gezittert und mir gleichzeitig gesagt, dass sie mich liebt und lieb hat und dass ich ruhig auf der Straße fahren darf."

Offensichtlich hat die Mutter aus Liebe zu ihrem Sohn diesem erlaubt, mit dem Fahrrad auf der Straße zu fahren, und war gleichzeitig voller Angst. Diese Angst konnte sie nicht verbergen, auch wenn sie dies versuchte, eine Angst, die ihr Sohn gespürt und beobachtet hat.

Die Diskrepanz zwischen den Worten und dem vor allem durch die Körpersprache zugänglichen Erleben des anderen Menschen wird häufig beschrieben, weniger in den narrativen Interviews, sondern eher in therapeutischen Begegnungen durch konkretes Nachfragen. Für viele Angehörige der zweiten Generation sind diese Diskrepanzen so selbstverständlich, dass sie im offenen Erzählfluss der narrativen Interviews gar nicht erwähnt werden. Es fallen allerdings oft in Nebensätzen Formulierungen, die die Beziehungsqualitäten beschreiben – etwa „fremd", „es ging oft aneinander vorbei" oder „die war manchmal komisch".

In einer therapeutischen Begegnung mit dem nunmehr erwachsenen Sohn eines Holocaust-Überlebenden erzählte dieser, dass sein Vater oft zum ihm gesagt habe, dass er sich freue. Er habe ihm aber nie geglaubt. Er wusste nicht, was sein Misstrauen auslöste. Auch hier wurde die selbstverständlich erscheinende Unstimmigkeit erst durch konkretes Nachfragen deutlich: Wenn der Vater sagte „Ich freue mich", dann blieben seine Augen stumpf und stumm.

Wenn Kinder solche Erfahrungen einmal oder einige Male machen, dann mag dies zu Irritationen führen, aber nicht zu nachhaltigen Folgen. Doch wenn die Erfahrungen dieser Kinder chronisch sind, wenn die Unstimmigkeiten wie ein roter Faden durch das Erleben vieler Jahre führen, dann sind sie ein Faktor, der das Beziehungserleben prägen kann. Wenn Kinder wiederholt und langwierig Unstimmigkeiten in den Beziehungen zu ihren wichtigsten Bezugspersonen erleben, dann kann das ihre Bindungsfähigkeit gravierend beeinträchtigen. Wer keine verlässlichen Signale von anderen Menschen bekommt, wird oft Schwierigkeiten haben, sich auf andere zu verlassen. In extremer Konsequenz kann dies zu Bindungsstörungen führen, wie sie Bindungsforscher als „unsichere Bindung" oder „desorganisierte Bindung" diagnostizieren.

Der Bindungsforscher Klaus Großmann hat dementsprechend in Untersuchungen festgestellt, dass der Prozentsatz desorganisierten Bindungsverhaltens bei Kindern traumatisierter Menschen drei- bis viermal so hoch ist, wie bei Kindern anderer Menschen (Großmann 2000). Er führt dabei zwei Hauptfaktoren an:

Erstens die hier beschriebenen Unstimmigkeiten zwischen Worten und außersprachlichen Erfahrungen und zweitens das, was wir als großes Schweigen bezeichnet haben und was zu Einschränkungen der „Reflektivität" führt (Sagi und Großmann 1993).

Die Reflektivität spielt eine wesentliche Rolle bei der Entwicklung des Bindungsverhaltens. Ein Mensch braucht mehrere Deutungsmöglichkeiten emotional relevanter Situationen, um darüber reflektieren zu können. Wenn jemandem ein Stück Kuchen auf den Boden fällt, dann ist es möglich, darüber zu schimpfen und sich zu ärgern, man kann darüber lachen oder man kann traurig sein, weil der Kuchen nun nicht mehr genießbar ist. Erst wenn einem Kind grundsätzlich solche verschiedenen Deutungsmöglichkeiten dieser Situationen zur Verfügung stehen, ist es auch in der Lage, ein Verständnis für die Sichtweise anderer Personen zu entwickeln und auf dieser Grundlage Beziehungen mit diesen Personen einzugehen, gute wie schlechte, in jedem Fall aber eine Bindungsfähigkeit an andere Menschen auf dem Boden von gegenseitigem Verständnis zu entfalten.

Was geschieht nun, wenn ein Elternteil mehrere Jahre gehungert hat und dem Sohn ein Stück Kuchen auf den Boden fällt? Der Vater dieses Klienten war als Jugendlicher im Herbst 1945 von der russischen Armee festgenommen und wegen einer Lappalie zu mehreren Jahren Zwangsarbeit und Gefängnis in einem ehemaligen Nazi-KZ verurteilt worden. Der Hunger war der tägliche Wegbegleiter. Der Sohn wuchs in einem Klima auf, in dem Lebensmittel nicht gefährdet und schon gar nicht vergeudet werden durften. Dass ein Stück Kuchen oder ein anderes Lebensmittel auf den Boden fiel, war undenkbar. Geschah es doch, war es eine Katastrophe und die einzige Deutung dieser hoch emotionalen Situation bestand darin, dass diese Katastrophe Verzweiflung, ausschließlich Verzweiflung auslösen musste.

Dem Sohn wurde diese Deutung vorgeschrieben. Er konnte sie allerdings nicht reflektieren, weil er den Hintergrund dieser Deutungsmacht nicht kannte.

Der Vater hatte nie von seinen traumatischen Erfahrungen erzählt, das große Schweigen hatte Macht und hinter dem Schweigen stand eine Kraft, die das emotionale Leben bestimmte. Die Verbindung zwischen Sohn und Vater wurde dadurch trotz immer wieder unternommener hilfloser Versuche zu liebevoller Begegnung letztlich zu einer diktatorischen Beziehung, der sich der Sohn durch Flucht, Abwehr und Abstand zu entziehen versuchte. Er musste später mühevoll lernen, überhaupt Bindungsfähigkeiten mit anderen Menschen zu entwickeln. Er musste üben, sich in andere hineinzuversetzen, und Verständnis dafür bekommen, dass er und auch andere Menschen das Recht haben, konkrete Situationen unterschiedlich zu bewerten und sich darüber zu verständigen.

5.3   Die transtraumatogene Bindungsstörung

Die Vielzahl der Möglichkeiten und die Intensität mit der die Identitätsentwicklung der zweiten Generation durch transgenerative Traumaweitergabe beeinflusst wird, haben Auswirkungen auf das Bindungsverhalten und dies in einer Breite und Dichte, die uns überrascht hat.

Das Bindungsverhalten von Angehörigen der zweiten Generation stand nicht im Vordergrund unserer Untersuchungen, es geriet aber so sehr ins Blickfeld, dass wir die Hypothese einer transtraumatogenen Bindungsstörung zu formulieren versuchen. Sie bedarf weiterer Untersuchungen, kann aber für Therapeut/innen und Betroffene ein wichtiger Hinweis sein, um transtraumatische Folgen zu erkennen und Verständnis für sie zu entwickeln.

Wir möchten an dieser Stelle noch einmal betonen, dass wir von „transtraumatogener Bindungsstörung" dann sprechen, wenn es keine Hinweise darauf gibt, dass ein oder mehrere selbst erlebte traumatische Situationen existieren, die Quelle einer Bindungsstörung sein könnten.

Die transtraumatogene Bindungsstörung hat drei Kern-Symptome:

» Das erste Symptom ist die eingeschränkte Fähigkeit, sich an einen Partner oder an eine Partnerin anlehnen zu können. Das Lehnen gehört zu den Primären Leibbewegungen (Baer/Frick-Baer 2001/08), die Säuglinge und Kleinkinder entwickeln, mit denen sie grundlegend das Wechselspiel mit ihrer Umwelt aufnehmen und die die menschliche Interaktion immer wieder fundamental bestimmen. Neben dem Schauen, Tönen, Greifen, Drücken ist das Lehnen ein grundlegender Bestandteil der Interaktionen, Verbindungen und Bindungen zwischen Menschen. Während bei Menschen, die traumatische Erfahrungen erlebt haben, insbesondere Erfahrungen sexueller Gewalt, noch sehr offensichtlich nachvollziehbar und erklärbar ist, dass diese Erfahrungen in ein Misstrauen gegenüber anderen Menschen münden und damit die Fähigkeit zur Hingabe und zum Anlehnen reduzieren können, so ist dieser Zusammenhang für die meisten Angehörigen der zweiten Generation, deren Eltern traumatische Erfahrungen gemacht haben, zumeist nicht herstellbar, doch oft nicht weniger wirksam:

▸ *„Also, dass ich mich so ganz auf meinen Mann verlassen kann, das glaube ich nicht, ich passe da immer auf."*

▸ *„Ich kann beim Sex nur, wenn ich dafür bezahle. Da weiß ich, wo ich dran bin."*

▸ *„Mit dem Kuscheln habe ich es nicht so. Mein Freund will das gerne, mich einfach mal so in den Arm nehmen und nebeneinander sitzen, aber dann werde ich gleich ganz unruhig, das ist wohl so."*

Bei anderen wird die Einschränkung oder Störung des Lehnens als sehr widersprüchlich erfahren. Zum Beispiel:

▸ *„Einmal habe ich einem Kerl vertraut, aber nie wieder. Ich sehne mich zwar so sehr nach einer Beziehung, aber das wird wohl so bleiben, dass ich alleine lebe. Ich will nie mehr so enttäuscht werden. Eigentlich wusste ich das damals schon, dass das nicht gutgehen kann, na ja."*

▸ *„Ich wünsche mir nichts mehr, als dass ich mich mal wirklich fallen lassen kann. Aber wehe, das bietet mir jemand an, dann fange ich sofort an, um mich zu hauen."*

Die Widersprüchlichkeiten oder Schwierigkeiten beim Anlehnen, beim Anvertrauen gegenüber anderen und bei der Hingabe auf dem Hintergrund transgenerativer Traumaweitergabe betreffen nicht nur Menschen, die alleine leben, sondern auch Menschen, die Partnerschaften eingegangen sind, oft mit einem Gegenüber, das traumatische oder ebenfalls transtraumatische Erfahrungen hat.

» Dies gilt auch für das zweite Symptom der transtraumatogenen Bindungsstörung: die Gemeinsamkeit ungelebten Lebens. Wir sind in der Paartherapie oft Paaren begegnet, deren Gemeinsamkeit neben einem grundlegenden Wohlwollen und Zugeneigtsein sowie der Vertrautheit aus Gewohnheit vor allem darin bestand, dass beide viele Aspekte ungelebten Lebens in sich trugen, eines ungelebten Lebens, das gelebt werden wollte, aber aus unerklärlichen Gründen nicht gelebt werden durfte. Als wir im Zuge der Beschäftigung mit der transgenerativen Traumaweitergabe der Spur nachgingen, ob dieser Umstand etwas mit traumatischen oder transgenerativ weitergegebenen traumatischen Erfahrungen zu tun haben könnte, bestätigte sich dies bei jedem der vier Paare, deren Therapien wir genauer auswerteten und bei denen sich keine Hinweise darauf gefunden hatten, dass sie sich aufgrund ihrer eigenen Geschichte am erfüllten Leben hinderten. Auch bei der Auswertung von Einzeltherapien, in denen Beziehungsfragen eine große Rolle spielten, stellten wir oft – nicht immer – fest, dass die Identitätsverunsicherungen, die durch eine Traumaweitergabe hervorgerufen wurden, die Bindungserfahrungen der Angehörigen der zweiten Generation prägen und wie eine starke Bremse bei Bindungswünschen und beim Ausleben von Bindungsinhalten wirken. Manche Klientinnen oder Klienten muteten sich anderen nicht zu, obwohl deren Interesse an ihnen eindeutig war, sie ignorierten es oder dachten, dass sie gar nicht gemeint sein könnten. Andere verbanden sich mit Partnerinnen oder Partnern, die eine ähnliche Vorgeschichte und ein ähnliches Verhalten aufwiesen. Eine Frau erzählte in einer Therapiestunde:

„Mit meinem Mann ist es so, als wenn wir Walzer tanzen, aber immer nur ganz, ganz kleine Schritte machen dürfen, immer nur auf der Stelle, immer nur den Fuß ein paar Zentimeter bewegen. Wir bleiben auf der Stelle, aber wir wollen beide doch was anderes. Ich weiß, dass ich mehr will, aber ich traue mich nicht und ich kann nicht – und ich glaube, bei meinem Mann ist das auch so.“

Solche Bündnisse ungelebten Lebens können so stabil sein wie unglücklich.

Ein Faktor der Stabilität ist die Verlustangst. Angehörige der ersten Generation haben im Krieg oder durch andere Traumata Menschen verloren, aber auch ihre innere und äußere Heimat, ihr Eigentum, manche ihrer Fähigkeiten, ihre Unversehrtheit und anderes mehr. In der Folge waren diese Angehörigen der ersten Generation oft von Ängsten durch weitere Verluste gezeichnet. Diese Ängste wurden weitergegeben an die zweite Generation, die nicht weiß oder nicht wissen kann, warum sie diese Angst quält.

Diese Verlustangst bremst die Bereitschaft, Menschen zu verlassen, und hält so viele Angehörige dieser zweiten Generation in Beziehungen, in denen sie unglücklich sind. Diese Verlustangst ist aber auch eine Bremse, innerhalb der Beziehung Neues zu riskieren und zu wagen, Wünschen und Sehnsüchten Raum zu geben und ungelebtes Leben lebendig werden zu lassen.

Denn Veränderungen könnten zu Verlusten führen, ein Risiko, das einzugehen die Angst verbietet.

» Diese beiden Symptome führen zu einem dritten Symptom der transtraumatogenen Bindungsstörung, zu einer Atmosphäre der Eigentlichkeit:

▸ *„Eigentlich liebe ich meinen Mann, aber ... "*

▸ *„Ich bin eigentlich ganz glücklich so, wie ich jetzt lebe, und sage mir immer, dass ich doch zufrieden sein muss und ja auch zufrieden bin, und ich träume aber immer wieder von was anderem, vielleicht einer anderen Arbeit, vielleicht alles liegen zu lassen und in den Süden zu gehen oder nach Australien. Was ich da will, weiß ich auch nicht so genau, jedenfalls was ganz anderes. "*

▸ *„Ich liebe meine Frau und auch im Bett stimmt es, ich würde nie fremdgehen, aber ich träume doch immer von was anderem. Ich habe jetzt an meinem Computer den Internetzugang abgeschafft, weil ich nach diesen Seiten da richtig sexsüchtig geworden bin. "*

▸ *„Manchmal freue ich mich, wenn meine Kinder nach Hause kommen und wir zusammen Mittag essen, aber manchmal komme ich mir wie eine Fremde vor, als wäre ich zu Besuch und weiß gar nicht, wieso ich hier bin und wie ich dazu gehöre und was das alles soll. "*

Das Sich-fremd-Sein wird zu einem Grundgefühl, die Unstimmigkeit prägt die Atmosphäre. Auf jedes „Eigentlich" folgt ein „Aber", die Unstimmigkeiten, die wir im vorherigen Kapitel beschrieben haben, prägen die Bindungen und Beziehungen vieler Menschen der zweiten Generation.

Diese drei Symptome können einzeln oder zusammengenommen auch bei Menschen ohne den Hintergrund transgenerativer Traumaweitergabe auftreten. Und es gibt Paare oder Einzelpersonen, die unter den Folgen transgenerativer Traumaweitergabe leiden, aber nicht diese Symptome aufweisen. Auch das ist uns wichtig zu betonen. Und doch scheint uns die Hypothese einer transtraumatogenen Bindungsstörung, wie wir sie hier skizziert haben, plausibel, denn wir haben bei den Auswertungen der Therapien von Klientinnen oder Klienten, die unter transgenerativen Traumafolgen litten, ein Zusammentreffen dieser drei Symptome festgestellt. Dass dieser Anteil prozentual so hoch ist, mag auch dem Umstand geschuldet sein, dass es sich um Therapieauswertungen handelt, dass es also Menschen betrifft, die unter den Folgen transgenerativer Traumaweitergabe leiden. Doch da es sich bei der Beschreibung von Störungen immer nur darum handeln kann und darf, Symptome zu beschreiben, unter denen Menschen leiden – nur diesem Leid gilt unser Interesse –, scheinen uns diese Auswertungsergebnisse wichtig genug zu sein, um auf die transtraumatogene Bindungsstörung aufmerksam zu machen.

6 ... und viele andere Folgen

6.1 Geringes Selbstwertgefühl – trotz Erfolg

Keine der Klient/innen, die unter den Folgen transgenerativer Traumaweitergabe litten und sich unter anderem deshalb in die Therapie begeben hatten, konnte dies am Anfang der Therapie als Thema formulieren. Das große Schweigen, die Kraft der Leere und das Verstummen bestimmten unbewusst und erst im Rückblick bemerk- und benennbar auch die Anfangszeiten der therapeutischen Arbeit. Was stattdessen thematisiert und oft auch als Grund für die Suche nach therapeutischer Hilfe angegeben wurde, war das geringe Selbstwertgefühl. „Ich glaube nicht an mich, bin immer wieder unsicher und lass mich auch von anderen leicht verunsichern. Mein Selbstbewusstsein ist im Keller und ich weiß nicht warum", sagte eine Klientin. Auf dem Hintergrund dessen, was wir als Folge der transgenerativen Traumata für die Identität eines Menschen beschrieben haben, sind das geringe Selbstwertgefühl und das brüchige Selbstbewusstsein nachvollziehbar. Wer in seiner Identität bedroht oder gefährdet ist, wird Probleme haben, selbstbewusst und selbstsicher – im Sinne von sich seiner/ihrer selbst bewusst und sich seiner/ihrer selbst sicher – in die Welt hineinzugehen. Auch die Menschen, die wir befragten, hatten zumindest Phasen geringen Selbstwertgefühls durchlebt, aus denen sie sich mühsam herausgearbeitet hatten oder in denen sie noch immer leidend verharrten.

Angehörige der zweiten Generation teilen die Schwierigkeiten hinsichtlich ihres Selbstwertgefühls oder Selbstbewusstseins mit den meisten Angehörigen der ersten traumatisierten Generation. Auch hier sind traumatische Erfahrungen nur selten die offenkundige Motivation, eine Therapie zu beginnen, zumeist stehen gleichfalls Selbstzweifel und Selbstwertkrisen anfangs im Vordergrund.

Insbesondere Menschen, die im Krieg traumatisiert worden sind, scheinen in der Folgezeit große Probleme gehabt zu haben, ihren Kindern Lob und anerkennende Achtung zu schenken. Wir sollten das genauer formulieren: Sie waren oft stolz auf ihre Kinder, konnten dies aber nicht benennen. Wie sollten sie auch? Zu dem Gefühl des Stolzes muss die erste Generation, die Kriegsgeneration, ein zumindest gebrochenes Verhältnis haben. Wie soll dieses Gefühl ohne differenzierende, deutlich Position beziehende *und* mitfühlende Hilfe anderer Menschen, z.B. der zweiten Generation, überleben oder gar lebendige und beziehungsstiftende Kraft entfalten angesichts der Katastrophe, Teil eines kriegsbegeisterten Volkes, einer zerstörerischen und zerstörten Gesellschaft zu sein?

Einen Vater aus der Kriegsgeneration mit erfolgreichen Kindern, die ihren Eltern liebevoll zugetan waren, fragten wir, ob er stolz sei auf seinen Sohn „als Person". Er reagierte offensichtlich mit einer Mischung aus spontaner Berührtheit und großer Fassungslosigkeit. Stolz, was ist das? Und warum sollte er, der Vater, stolz sein? Sein Sohn vielleicht, aber er …? Sein Selbstwertgefühl reichte nicht aus, um seine Bedeutung für seinen Sohn und dessen Entwicklung auch nur ansatzweise zu ermessen. Und auch der Sohn, den wir später befragten, ob er stolz auf sich sei, war peinlich berührt und traurig. Die Frage brachte ihn auf die Spur seiner lebenslangen Anstrengung und der Kraft, die es kostete, sich seiner selbst und seines Wertes „als Person" bewusst und sicher zu sein. Kein Recht zu haben, stolz zu sein, keinen Maßstab zu haben für die Bewertung und den Wert der eigenen Person: diese Leerstelle in der Gefühlswelt und im Selbstwertgefühl teilten und teilen oft erste und zweite Generation.

Die gleichen Erfahrungen und Auswirkungen gelten für viele Kinder von Opfern (sexueller) Gewalt. Kinder von Müttern oder Vätern, deren Selbstwertgefühl, deren Stolz und Würde in ihrer Kindheit durch Erlebnisse der Erniedrigung, des Ausgeliefert- und Ohnmächtigseins gebrochen waren oder zerstört wurden und die danach allein gelassen wurden und ihr Leid tabuisierten, leiden oft an ihrem brüchigen Selbstwertgefühl, ohne selbst diese Erfahrungen gemacht zu haben – ohne wissen zu können, warum.

Das große Schweigen über die Dramen des Lebens der Eltern griff auf die nächste Generation über und wurde zu einem Drama ihrer Kinder.

„Ich kann mich an ... eigentlich an keine einzige Situation erinnern, da habe ich auch schon manche Träne drum vergossen, wo wirklich mal gesagt wurde ‚Hey, klasse gemacht, wir sind stolz auf dich!'. Es gab immer nur so ein ‚Hm, ja ..., äh'", sagte eine Interviewte (I 8).

Oft sind die Kinder traumatisierter Eltern sehr überrascht, dass ihre Eltern gegenüber Nachbarn oder Kolleg/innen voller Stolz über sie sprechen, während sie selbst nie etwas derartiges zu hören bekamen.

In der Mitte des Wortes „Selbstwertgefühl" steht das Wort „Wert". Viele Menschen, die transgenerative Traumata erlebt haben, spüren in sich eine große Gewissheit, wertlos zu sein.

„Ich bin in so vielem unsicher, dass mir oft nur eine Sicherheit bleibt: Dass ich nichts tauge." (I 3)

Diese Menschen empfinden in sich kein Maß für ihren Wert. Damit wir Menschen ein Maß für unseren Wert haben können, brauchen wir andere Menschen, die wiederum ein Maß für ihren Wert haben, die uns ein gutes Gegenüber sein können, ein Vorbild. Wenn wir davon ausgehen, dass das Selbstwertgefühl der traumatisierten Eltern sehr, sehr brüchig, ja manchmal sogar ruiniert war, dann wird verständlich, dass die nächste Generation in dieser Hinsicht kein Vorbild hatte. Und um ein Maß für unseren Wert zu entwickeln, brauchen wir andere Menschen, die uns Rückmeldungen geben, die uns loben oder tadeln, die in jedem Fall Spiegel dafür sind, wie wir sind und wer wir sind. Ohne solche Spiegel – und viele traumatisierte Väter und Mütter konnten solche Spiegel nicht sein – geht das Maß für die eigene Werthaltigkeit verloren.

Nicht jeder Mensch mit geringem Selbstwertgefühl leidet unter transgenerativen Traumata – eine solche Vereinfachung gilt nicht. Aber ein geringes Selbstwertgefühl kann ein Hinweis auf das Vorhandensein eines transgenerativen Traumas sein, vor allem dann, wenn sich in der Biografie eines Klienten oder einer Klientin keine anderen Anhaltspunkte dafür finden, die eine immer wiederkehrende oder anhaltende, grundsätzliche Störung des Selbstwertgefühls erklären. Auch die Forschung über die Kinder von Holocaust-Überlebenden bestätigt diese These.
Dabei ging es den Kindern aus den Familien, in denen über die traumatische Erfahrung gesprochen wurde, deutlich besser als denen, in denen das große Schweigen herrschte:

„Diejenigen Söhne und Töchter, die etwas ,ahnen', weil sie die Konflikte ihrer Eltern im Zusammenhang mit ihren Holocaust-Erfahrungen ,spürten', wo die Eltern aber nicht offen darüber gesprochen hatten, zeigten eine schwache Selbstkontrolle, klagten über starke Bevormundung durch die Eltern und hatten wenig

Selbstvertrauen. Kinder von Holocaust-überlebenden Eltern, die offen darüber sprachen und die deshalb auch sprachlich bewusst über die Holocaust-Erfahrungen ihrer Eltern sprechen konnten, befanden sich in einem weniger belastenden mentalen Zustand. Sie hatten weniger emotionale Konflikte, weniger Angst, weniger schmerzliche Erfahrungen und verfügten über eine aktivere Kontrolle über ihr Dasein." (Opher-Cohn 2000, S.107f)

Je weniger Anerkennung ausgesprochen wird, desto hartnäckiger bleibt die Sehnsucht danach bestehen und treibt oft zu Anstrengungen und Leistungen, die kein inneres Maß haben.

6.2   Leistung, Leistung, Leistung

Betrachten wir noch einmal das Lewinsche Feld (siehe Seite 67, Kap. 4.4). Das Mädchen erfährt Leere und versucht die mangelnde Beziehung zur Mutter durch andere Beziehungen zu kompensieren. Doch dies reicht nicht, denn die Leere ist ein Kraftfeld, das anziehend wirkt und gleichzeitig Druck ausübt.

Diesen Druck lebt das Mädchen aus, indem es in der Schule große Leistungen erbringt. Wir beobachten sehr häufig bei Kindern aus traumatisierten Familien, dass sie leistungsorientiert sind und dass vor allem die schulischen und später die beruflichen Leistungen der Ersatz sind für das, was fehlt. Die Eltern sind oft bereits ein Vorbild darin, zu kämpfen und durchzuhalten, und nun kommt der eigene, aus dem Kraftfeld Tabu entstandene Druck hinzu – beides zusammen mündet in hohe Leistungsbereitschaft und Leistungsfähigkeit.

» *„Ich war eigentlich immer die Beste in der Klasse oder im Jahrgang, das kenne ich gar nicht anders, aber Klassensprecherin war ich nie. Ich hatte aber immer gute Noten, das war ganz selbstverständlich, da brauchte ich auch nie angetrieben werden. Mein Bruder war da ganz anders, er war das Gegenteil. Der hing durch und hatte auf nichts Bock."* (I 15)

» Oder ein anderer berichtete:
„Ich habe das nie ausgehalten, wenn ich etwas nicht konnte. Da musste ich mich richtig reinknien, bis ich es im Griff hatte. Und meistens kam dann was Neues, damit habe ich mich dann oft verzettelt, so dass ich in vielen Sachen gut

*war, aber nicht in einer so richtig. Aber das ist egal, mir hat es gereicht, auch
wenn natürlich die Pausen zu kurz kamen. "* (I 12)

Das letzte Zitat zeigt, dass es neben der Leistungsorientierung auch das Gegenteil
gab: die völlige Verweigerung von Leistungsbereitschaft.

Auch hier treffen wir wieder die beiden Kehrseiten der gleichen Medaille an. Gelegentlich waren diese beiden Haltungen als Rollen unter den Geschwistern in
der gleichen Familie aufgeteilt.

Leistungsorientierung, Leistungsbereitschaft und -fähigkeit sind, wenn sie einem Menschen angemessen sind, meist durchaus erwünschte Qualitäten und für
sich genommen kein Problem. Zum Problem werden sie, wenn Menschen daran
leiden, niemals oder immer nur kurzfristig das Empfinden zu haben, „fertig zu
sein", etwas erreicht oder erledigt zu haben, sich niemals oder nur kurze Zeit Ruhe
gönnen zu können. Sie müssen sie sich verdient haben und sind ungläubig stau-
nend, wenn sie von anderen hören, dass sie so viel arbeiten und leisten, „wie ich
es niemals könnte". Ohne Maßstab für ihre Leistung sind sie sich selbst fremd.

Auch diejenigen der zweiten Generation, die Leistungen verweigern, verweigern sich auf ihre Art dem übermächtigen, in der Atmosphäre liegenden Druck,
um die Illusion der Selbstbestimmtheit aufrechtzuerhalten. Sie trotzen (trutzen)
ihm um den Preis der Lebendigkeit, der Ausschöpfung ihrer Potentiale und des
Gefühls der Wirksamkeit. Das Leiden äußert sich unserer Erfahrung nach vor allem im späteren Lebensalter, wenn das Erleben, Chancen verpasst zu haben, über-
mächtig wird. Es droht die Depression. Sie droht ebenso wie das, was eine Klientin
treffend „körperlichen Nervenzusammenbruch" nannte, denjenigen, die über ihre
Maßen leistungsorientiert waren und sind, wenn es Phasen gibt, in denen sie die
damit verbundene Anstrengung und Intensität nicht durchhalten.

Die subjektiv als extrem empfundene Widersprüchlichkeit von innerem Druck –
„Ich muss machen, machen, machen." – und tiefer Erschöpfung – „Ich bin so
schwach, ich kann nicht mehr" – führt manchmal zu körperlichen und/oder seelischen Zusammenbrüchen. Die Menschen der zweiten Generation können keinen
Grund für ihr Erleben in diesem Ausmaß finden. Sie wissen nicht, warum „ich so
ticke", warum „ich mir das antue", warum „ich so bekloppt bin". Das vorher
schon brüchige Selbstwertgefühl bekommt neue zerstörerische Nahrung dadurch,
dass man sich selbst nicht versteht, dass man offensichtlich keinen Grund hat, zu
leiden und an den „normalen Aufgaben dieses Lebens" zu scheitern.

6.3   „Unten bleiben" oder „drüber weg"

„Mein Vater hat mir so einen Satz mitgegeben, der mich lange Zeit geprägt hat. Dieser Satz hieß: ‚Kletter mal nicht auf die Bäume. Die Welt ist hier unten auch ganz schön.' " (I 8)

Den Kopf aus dem Schützengraben zu strecken, war lebensgefährlich. Bei Bombenangriffen den Bunker zu verlassen, war lebensgefährlich. Während des Nationalsozialismus oder in totalitären Regimen wie der DDR eine eigene Meinung kundzutun, war gefährlich. Deswegen wurde den Kindern das Motto weitergegeben: unten bleiben. Das schien der sicherere Weg und diese Haltung übernahmen viele Angehörige der Transtrauma-Generation.

„Ich war bei der Arbeit immer gut, meistens besser als meine Chefs. Aber das traute ich mich nie zu zeigen, und wenn ich befördert wurde, dann hat mich das immer überrascht. Andere haben mehr in mir gesehen als ich in mir selber und eigentlich war das in der Schule auch schon so. Klassensprecher waren die anderen, aber ich hatte die besten Noten. War mir auch nicht so wichtig.
Mein Vater war auch immer nur Stellvertreter, stellvertretender Leiter. Dass das irgendwie zusammenhängen könnte, ist mir erst aufgefallen, als mir in einer Führungskräftefortbildung der Coach sagte, ich sei der klassische zweite Mann. Die ersten, die Nummer-eins-Leute, würden sich verkaufen und was riskieren und ich hätte fachlich wohl meistens mehr drauf, aber ich würde nie riskieren, den Kopf rauszustrecken. Und da hat er Recht und da habe ich auch viel von meinem Vater in mir gesehen. Ich versuchte, das zu ändern, aber das fällt mir sehr schwer, total schwer eigentlich, es ist irgendwie zu meiner Natur geworden." (I 10)

Den Kopf nicht rauszustrecken, lieber am Rande zu bleiben oder in Deckung, nicht auf die Bäume zu klettern – das ist eine Lebenshaltung vieler Kinder traumatisierter Eltern. Ins Rampenlicht geraten sie nie oder eher aus Versehen, ohne es selbst zu wollen, oft voller Unbehagen, Scham oder Angst.
    Viele Frauen erklären sich dies generell mit ihrem Geschlecht (was in den Firmenmachtkämpfen und sozialen Hackordnungen sicherlich auch eine Rolle spielt), viele Männer erklären es sich mit ihrer ängstlichen oder zur Zaghaftigkeit neigenden Natur oder machen daraus eine Tugend („Ich brauch das nicht!"). Doch wir haben festgestellt, dass das Verbleiben in der Rolle als *hidden champion* ein

Ergebnis transgenerativer Traumaweitergabe sein kann. Dies ist wahrscheinlich oft nicht der einzige Faktor, aber häufig ein wichtiger.

So wie es nicht nur Leistungsbereitschaft, sondern auch Leistungsverweigerung gibt, ist auch hier das Gegenteil anzutreffen. Manche Kinder traumatisierter Menschen gehen den Weg der Vorwärtsverteidigung, um nie Opfer sein zu müssen. Sie kämpfen, bevor sie angegriffen werden. Sie wollen, ja sie müssen immer die Nummer eins sein, damit ihnen niemand etwas anhaben kann – und wenn sie die Nummer eins sind, sind sie misstrauisch gegen alle Menschen aus ihrer Umgebung, weil sie sich in ihrer Position bedroht fühlen. Sie gehen über alles hinweg, skrupellos manchmal und oft auch ohne Mitgefühl für andere. Doch das Nummer-zwei-Syndrom ist uns häufiger begegnet, und ebenfalls häufig haben wir gehört, dass es den Betroffenen sehr schwerfällt, aus dieser Rolle herauszutreten. Erst den Enkeln scheint es öfter zu gelingen.

6.4   Relativierung der eigenen Probleme

Wenn die Eltern oder ein Elternteil Schreckliches erlebt haben, dann ist es nachvollziehbar, dass die eigenen Probleme relativiert werden. Ein Sohn erzählt: *„Ich habe mich ab und zu mit meinem Schwiegervater ein bisschen an den Haaren gehabt (...), dann fiel mir seine Nummer auf (Anmerkung der Autoren: Die eintätowierte KZ-Nummer) und dann habe ich mir gedacht: Was bist du für ein Arschloch, weil der Mann das alles überlebt hat, und da streitest du dich jetzt mit dem über irgendeine Kleinigkeit beim Kartenspielen, warum soll ich ihm vorwerfen, dass er so lange in die Karten guckt: Spiel aus! Ist das ein Thema? Nee. Aber trotzdem ist es menschlich.“* (I 2)

Hier ist ein solches Vergleichen nachvollziehbar, es geschieht von einem Angehörigen der zweiten Generation, der es bewusst reflektiert. Oft allerdings wird das Relativieren der Probleme als massiver Druck seitens Angehöriger der ersten Generation erfahren:

„,Das ist also der Wilhelm', sagte der ausgemergelte, hohläugige Mann, auf den die Mutter erst zögernd und dann ganz schnell zugegangen war, als er aus dem Wagon dritter Klasse stieg. Er hob den Jungen hoch, wollte ihn in die Luft werfen, so wie er es mit den Mädchen auf Fronturlauben gemacht hatte – sie jauchzten und kuschelten sich in seine starken Arme, wenn er sie wieder auffing. Aber Wilhelm war zu schwer oder der Heimkehrer zu schwach für dieses Spiel. Er rutschte durch die Hände, die nicht kraftvoll genug zupacken konnten, plumpste halb auf den Boden und fing an zu weinen. ‚Mein Gott, bist du schon groß‘, stammelte der Vater, ‚hör auf mit dem Geheule, es gibt sehr viel Schlimmeres dort, wo ich herkomme.'" (Schmidtbauer 2008, S.17)

„Es gibt Schlimmeres dort, wo ich herkomme, es gibt viel Schlimmeres als deine Probleme", solche Sätze haben die meisten Kinder traumatisierter Eltern immer wieder gehört. Oft wurden solche Sätze ausgesprochen, um wie in dem Beispiel eigene Schwächen und eigene Hilf- und Trostlosigkeit zu verdecken. Die dahinterstehende Haltung äußerte sich auch darin, dass die „kleinen" Probleme in der Schule, in der Pubertät, im ersten Liebeskummer und in vielen anderen Situationen oft so wenig Beachtung und Trost fanden. Den Angehörigen der zweiten Generation wurde immer wieder vermittelt: „Du musst selber klarkommen, wir mussten das auch. Als ich so alt war wie du, da war ich schon im Krieg, damit musste ich auch klarkommen." Das weitverbreitete Motto, mit dem viele Kinder der Kriegsgeneration aufwuchsen: „Was uns nicht umbringt, macht uns härter", verschiebt den Maßstab für Probleme in zweierlei Hinsicht: Zum einen gelten nur die Kategorien Leben oder Tod als Maß, zum anderen gilt härter zu werden bzw. hart zu sein gegen sich selbst als erstrebenswerte Eigenschaft.

Aus der Sicht und im Erleben der Kinder waren ihre eigenen Probleme aber groß und bedeutsam, erlebten sie sich selbst als verwundbar und empfindsam, diese Zerrspiegelung durch die traumatisierten Eltern oder Großeltern führte allerdings dazu, dass die Relativierung der eigenen Probleme übernommen wurde.

In unseren therapeutischen Ausbildungsgruppen begegnen wir oft Teilnehmer/innen, die kaum etwas von sich erzählen. Meistens vermuten wir eine Scheu oder Ängstlichkeit, sich in Gruppen zu äußern, die Aufmerksamkeit auf sich zu ziehen, was auch späteren Einsichten standhält. Doch, wenn wir nachfragen, hören wir manchmal: „Ich kann hier gar nichts beitragen. Die Probleme der anderen sind doch viel schlimmer. Mir ging es gut in meiner Kindheit, da war alles OK." Doch irgendwann später, wenn wir uns genauer erkundigen und unser Interesse und gewachsenes gegenseitiges Vertrauen dazu führen, dass die Betreffenden aus ihrer Biografie erzählen, dann merken wir, wie erschütternd falsch ihre Selbsteinschätzung ist. Wir hören zum Beispiel Geschichten von Prügeln und Heimatverlust, von existenziellem Unerwünschtsein, Krankheit und Todesnähe, von Missachtung, emotionaler Verwahrlosung, Verlassenheit und Herzenseinsamkeit, die aber gar nicht ernst genommen werden, denn „es gibt ja Schlimmeres". Diese Relativierung führt zu einer Verminderung der Selbstachtung und des Selbstwertgefühls.

6.5   Riesenlast

Wenn wir mit Angehörigen der zweiten Generation therapeutisch arbeiten, hören und beobachten wir oft, dass diese Menschen eine riesige Last und eine riesige Anstrengung spüren. In ihnen ist großer Druck vorhanden, eine Schwere, die sie kaum noch aushalten können.

Wir haben schon die Leere beschrieben, das schwarze Loch, dessen Sogkraft sich die Menschen entgegenstemmen. Das ist anstrengend und eine Last. Wir haben die Leistungsorientierung und viele andere Folgen transgenerativer Traumaweitergabe beschrieben. Die meisten sind mit Anstrengung verbunden.

Ein Traumaerleben ohne ein Traumaereignis zu spüren, ist eine nicht greifbare Last. Eine nicht greifbare Last ist eine unendliche Last, weil sie kein Maß hat, weil sie den Impuls produziert, dass es immer aufwärts gehen muss, dass gegen etwas gekämpft werden muss, was gar nicht bekannt ist. Viele wollen, bewusst oder unbewusst, auch etwas wiedergutmachen, was sie nicht wiedergutmachen können, weil sie das Schicksal ihrer Eltern nicht verschuldet haben, wollen ihre Eltern retten, ohne sie retten zu können. So fühlen Kinder, die ihre Eltern lieben. Und Kinder lieben ihre Eltern zunächst bedingungslos. Diese riesige, mühevolle und im Grunde chancenlose Anstrengung verfestigt sich in der Erregungskontur eines Menschen (Baer/Frick-Baer 2001/2008), so dass er sie als Erwachsener so oder so ähnlich spürt:

„Ich fühle mich wahnsinnig angestrengt, ich komme mir vor wie Sisyphus, als ob ich jeden Tag neu einen großen Felsen einen Berg hinauf rollen muss. Und deswegen will ich manchmal gar nicht aufstehen. Aber ich stehe immer auf und ich rolle den Stein immer wieder hoch. Das ist so, das gehört zu mir. Manchmal träume ich, dass ich einen Berg hochgehe, der unendlich ist, und ich kann eigentlich gar nicht mehr und ich gehe und gehe, die Beine sind total schwer und ich kann sie kaum noch bewegen, aber ich gehe und gehe." (11)

Was diese Frau in Worte fassen kann, können andere sprachlich gar nicht mehr ausdrücken, aber im kreativen Ausdruck wird es spürbar und sichtbar.

Die Therapeutin schlägt einer Klientin vor, einen Rhythmus ihrer Erregungs-abläufe zu beschreiben, indem sie ihn musikalisch darstelle. Die Klientin wählt ei-ne Mundharmonika, ein Instrument, bei dem man eigentlich nur ein- und auszu-atmen braucht, um Töne zu erzeugen. Doch diese Klientin, deren Eltern trauma-tisiert wurden, ist kaum in der Lage, die Mundharmonika zu spielen, weil sie so angestrengt ist und dadurch außer Atem. Eine andere Klientin wählt ein Xylophon und ihre Arme werden so schwer, dass sie keine Töne hervorrufen kann. Und dann stellt sich heraus, dass dies nicht nur Ausdruck der Anstrengung ist, die sie selber erlebt hat, um ihr Leben irgendwie zu meistern, sondern dass es auch die Anstren-gung ihres Vaters ist, mit seinen Kriegserfahrungen weiterzuleben.

Oft hören solche Klientin/innen: „Kannst du nicht mal locker lassen?" Aber sie können nicht locker lassen, zumindest nicht ohne Hilfe. Sie haben die Anstrengung wie mit der Muttermilch aufgesogen, sie lag in der Luft, sie hat die Atmosphäre bestimmt. Wenn wir Therapeut/innen die Not mitbekommen, die in der Anstren-gung liegt, und als wohlwollende Gegenüber ebenso wie unsere Klient/innen denken, dass die Anstrengung jedes normale, der Situation in etwa angemessene Maß übersteigt, dann ist es unsere Aufgabe, dem nachzugehen und nach den Quellen der Anstrengung zu suchen. Wenn die Quellen der Anstrengung in der Biografie eines Menschen nicht nachvollziehbar sind, dann liegen sie vielleicht in der Biografie des Vaters oder der Mutter. Gerade dann, wenn die Anstrengung so selbstverständlich überdimensioniert wird und die Familienatmosphäre prägt, ist es sinnvoll, nach solchen Aspekten Ausschau zu halten.

6.6   Fokussieren und Vermeiden

Viele Angehörige der zweiten Generation beschäftigen sich sehr umfangreich und sehr intensiv mit historischen Ereignissen oder sozialen Umständen, die zu den traumatischen Erfahrungen der Väter oder Mütter geführt haben. Manchmal geschieht dies bewusst:

„Ich habe mich sehr viel mit diesem Thema (Anmerkung: Holocaust) beschäf-tigt. Ich habe eine halbe Wand voll mit Literatur zu diesem Thema. Aber ich meine, ich kann abstrakt verstehen, was passiert ist, aber das wirklich nachzuempfinden, das ist ja völlig unmöglich." (I 2)

In den meisten Fällen geschah die Fokussierung auf dieses Thema vollständig unbewusst, den Betroffenen fiel erst während der Interviews oder in den therapeutischen Prozessen ein, dass es möglicherweise einen Zusammenhang gibt.

„Ich habe mir nach meinem Studium auf dem Flohmarkt in Amsterdam einen langen, schweren Ledermantel gekauft und gerne getragen. Ich kam mir in ihm so beschützt vor. Bis mir jemand sagte, ich sähe aus wie einer von der Gestapo, die hätten auch sowas getragen. Da wurde mir ganz schlecht, weil das wollte ich nicht. Erst viele, viele Jahre später, als mein Vater ein bisschen über seine Erfahrungen in der Nazi- und Kriegszeit reden konnte, erzählte er mir, dass er ständig Angst vor der Gestapo gehabt habe. Das beides etwas miteinander zu tun haben kann, daran habe ich nicht gedacht, nie gedacht, aber jetzt ...“ (I 9)

Er erzählte weiter, dass er „Experte" für die Nazi-Zeit und die Kriegszeit sei, da er „unglaublich viel" darüber gelesen habe. *„Doch mit dem Mantel, da hatte ich einen blinden Fleck.“*

Eine andere Befragte begegnet den Umständen der väterlichen Traumatisierung unbewusst und überraschend: *„Wir haben vor einiger Zeit in Norditalien eine Ferienwohnung gekauft, mein Mann und ich. Die Gegend hatte es uns angetan, wir waren ganz verliebt und sind da oft in Urlaub gewesen, mehrmals zumindest, dass wir sagten, da wollen wir immer wieder hin. Na ja, und dann war ein Geburtstag oder irgendeine andere Familienfeier, ich weiß nicht mehr, und wir erzählten davon und mein Onkel sagte, das wäre das Tal gewesen, in dem mein Vater am Ende des Krieges stationiert war und wo er dann desertiert ist und sich lange versteckt hat vor den deutschen Soldaten und vor den Partisanen. Davon hat er mir nie erzählt, ich wusste nur, dass das die schlimmste Zeit seines Lebens war, aber dass das ausgerechnet da war, wo es uns so hinzog, das macht mich immer noch fassungslos.“* (I 10)

Mehrere unserer Klientinnen und Klienten, deren Eltern unter dem nationalsozialistischen Regime traumatische Erfahrungen machten, haben sich so sehr mit der Geschichte und Kultur des Judentums beschäftigt, dass einige von ihnen zumindest eine Zeitlang überlegt hatten, zum Judentum überzutreten. Dass dies etwas mit der Geschichte ihrer Eltern zu tun haben könnte, auf diese Idee waren sie vor der Therapie nie gekommen.

Andere Klient/innen, deren Eltern in Kriegs- und Nachkriegszeit traumatisiert waren, zeigten die gegenteilige Reaktion. Sie vermieden jeden Kontakt zu diesem Thema, sahen keine Filme, schalteten bei entsprechenden Fernsehsendungen ab oder wechselten den Kanal, lasen keine Bücher, machten diese Phasen der Zeitgeschichte ebenso konsequent zu einer Leerstelle, wie ihre Eltern dies mit ihren traumatischen Erfahrungen getan hatten. Dies ist wieder nur die Kehrseite der Medaille, ein Verhalten, das wir seltener antrafen als die unbewusste Fokussierung auf das Tabuthema der Eltern. Doch selbst bei dieser Umkehrung zeigt sich die Macht der Leerstelle: Die historischen Umstände der elterlichen Traumatisierung werden zu einer Leerstelle des Interesses und damit zu einer Leerstelle im Denken und Fühlen von Menschen der zweiten Generation.

6.7   Konfliktscheu

Wer Krieg, Bomben, Vertreibung, Vergewaltigung und andere traumatisierende Ereignisse erlebt hat und dies oft jahrelang, dem oder der reicht es zumeist an Konflikten „für sein ganzes Leben". Das ist verständlich.

Doch diese Haltung wurde oft so an die nächste Generation weitergegeben, dass jede noch so kleine Art von Auseinandersetzung unaushaltbar war.

„Diese absolute Konfliktscheu, die er, glaube ich, aus dem Krieg mitgebracht hat, denn mein Vater ist mit sechs Geschwistern aufgewachsen, die werden sich zwischendurch ganz schön gekloppt haben ... Egal was war, er hat jeden Konflikt vermieden. Er konnte noch nicht einmal ertragen, wenn sich nebenan zwei Leute laut unterhalten." (I 8)

Dies erzählt eine interviewte Angehörige der zweiten Generation und sie fährt fort: *„Da hat er mir etwas mitgegeben, was mich ein Stückchen in Schwierigkeiten gebracht hat."*

Gegen die Maxime „Streite dich bloß nicht" rebellierte sie und beschritt einen Weg, der Streit und Auseinandersetzungen einschloss. Doch der Weg war mühselig und bedurfte eines intensiven Ringens.

Anderen gelang es nicht, sich von der Maxime „Streite dich bloß nicht" frei zu machen. Die Konfliktscheu der Eltern behielt Macht über ihr Leben, über ihr Verhalten.

Eine Klientin erzählte: *„Ich weiß ja oft, was ich eigentlich will, es ist ja nicht so, dass mir das ganz weggegangen ist, aber ich bekomme es einfach nicht hin, das in Worte zu fassen, das irgendwie zu sagen, weil ... dann könnte ich ja jemandem weh tun oder beleidigen oder kränken. "*

„Ja niemandem weh tun, denn Schmerzen gab es in unserem Leben schon genug" – diese nachvollziehbare Haltung wird für viele Angehörige der zweiten Generation zur Fessel.

Die brüchige Selbstsicherheit ist ebenfalls für viele Menschen ein Boden, der sie zögern lässt, Konflikte auszuhalten und auszutragen. Hinzu kommt die große Angst, verlassen zu werden, wenn sie „nicht angepasst", „nicht pflegeleicht" oder „auf Krawall gebürstet" sind. Wir haben schon erwähnt, dass viele traumatisierte Väter und Mütter massive Verluste in ihren Leben hinnehmen mussten. Sie verloren ihre Verwandten und andere Menschen, die sie liebten, ihre Heimat und ihre Unversehrtheit, so dass sie in ihrem restlichen Leben alles Mögliche taten, um weitere Verluste zu vermeiden. Diese Haltung gaben sie unbewusst an die nächste Generation weiter.

„Also ich mochte nicht so in Konflikte reingehen, sondern hatte eher das Gefühl, ich werde verlassen, wenn ich da zu strittig werde. Und dann hatte ich einen Partner, der durchaus mal die Türen geknallt hat und rumgebrüllt – und ich habe dann immer nur dagesessen und gewartet, dass alles wieder gut wird. Aber das wurde es natürlich nicht. " (I 8)

Manchmal nimmt die Konfliktscheu Formen an, die von außen betrachtet skurril anmuten. Ein Beispiel ist der militante Pazifismus. Ein Klient erzählte ganz selbstverständlich, dass er eine Anzeige wegen einer Prügelei bei einer Demonstration erhalten habe. Er hatte mit anderen gemeinsam versucht, eine Polizeiabsperrung zu durchbrechen. Der Therapeut war erstaunt, hatte er den Klienten doch bislang als einen Menschen kennengelernt, der äußerst friedfertig war und allen Konflikten aus dem Weg ging. Er fragte nach und der Klient antwortete: „Das war eine Friedensdemo und für den Frieden muss man kämpfen! Diesmal sind wir nicht durchgekommen, aber das werden wir uns beim nächsten Mal nicht bieten lassen." Und er schwelgte in Fantasien, wie er und seine Freunde sich noch militanter organisieren und vorbereiten würden.

Seine Eltern waren schwer kriegstraumatisiert und hatten dem Sohn ihre Konfliktscheu mitgegeben. Er hatte sie verallgemeinert und idealisiert und dem Pazifismus zugeordnet. Doch diese pazifistische Grundeinstellung hatte in ihm keinen oder zumindest nur einen geringen inneren Boden. Es war die Konfliktscheu der Eltern, die er übernommen hatte, nicht eine eigenständig gewachsene und entwickelte Haltung. Also brachen der Konflikt, die Militanz unter dem Banner des Kampfes für den Frieden während der Demonstration durch.

Wie dieser Klient wird bei manch anderen Klient/innen die Aggressivität, die in der Fähigkeit, Konflikte auszutragen, enthalten ist, abgespalten. Im Alltag des privaten oder beruflichen Umfeldes herrschen Friedfertigkeit und Konfliktscheu vor und werden jegliche Auseinandersetzungen vermieden. Doch auf Lebensaspekte, die sich weiter weg und außer Reichweite befinden, wird die Aggressivität gerichtet. Das kann die Todesstrafe in den USA sein oder die Ausbeutung der Dritten Welt oder generell der Kampf gegen das „System". Es ist für Therapeut/innen wichtig zu wissen, dass eine generelle Konfliktscheu, die aus transgenerativer Traumaweitergabe resultiert, durchaus auch militante Seiten umfassen kann.

Damit kein falscher Eindruck entsteht: Sich gegen Ungerechtigkeit und Kriege einzusetzen, Friedfertigkeit und Freundlichkeit zu leben ist ehren- und erstrebenswert und keine Traumafolge per se. Aber wir kennen viele Menschen aus unseren Therapien, die unter ihrer Konfliktscheu leiden. Sie nennen das dann oft „harmoniesüchtig". In diesem Begriff schwingt das Leiden an einer Krankheit, an einer Sucht mit, an denen man einerseits schuld ist, für die man andererseits aber „nichts kann". Widersprüchlichkeiten, Auseinandersetzungen, Konflikte verschwinden im schwarzen Loch der unbekannten Sucht und drohen, den ganzen Menschen mit sich zu ziehen. Wer nie Konflikte riskiert, wird oft zum dauerhaft Unterlegenem, zum Opfer.

6.8   Aggressivität und Gewalttätigkeit

Neben der Konfliktscheu ist deren Kehrseite ebenso verbreitet, nämlich eine starke Aggressivität traumatisierter Menschen der ersten Generation.

„Meine Mutter war eine sehr, hm, aggressive Frau, so würde ich das beschreiben. Wie hat sich das geäußert? Es hat sich geäußert, indem sie diejenige war, die die Kinder geschlagen hat, nicht der Vater, indem sie auch schon mal Geräte eingesetzt hat zum Schlagen wie Kochlöffel oder so etwas und immer sehr schnell aufgeregt war, sehr schnell laut wurde, sehr schnell geschimpft hat, sehr schnell unschöne Worte in dieses Schimpfen eingebunden hat." (I 2)

Wir haben von Vätern und Müttern gehört, denen durch die traumatischen Erfahrungen das Mitgefühl ausgetrieben worden ist, die dadurch so verroht sind, dass sie weitgehend gefühllos wurden. Dann wird die Aggressivität und Gewalttätigkeit, die sie selbst erfahren haben, unreflektiert und brutal weitergegeben. Erfahrungen mit unseren Klient/innen der zweiten Generation haben den Eindruck verdichtet, dass es für diese Menschen der ersten Generation unerträglich zu sein scheint, ihre Kinder sowohl stark als auch schwach zu erleben. Beide Ausdrucksweisen müssen den Kindern ausgetrieben werden, denn sie erinnern an die eigene Stärke oder Schwäche, die ausgeprügelt wurde, sie werden nun ausgeprügelt – ohne dass die Kinder eine Erklärung für das Ausmaß der Aggressivität hätten.

Die meisten traumatisierten Menschen, die gegenüber ihren Kindern und anderen Menschen aggressiv sind, sind in ihrer Aggressivität komplexer. Sie haben Mitgefühl, können dies zeigen, zeigen aber wie die Mutter, von der der Sohn erzählt, zahlreiche aggressive Ausbrüche.

Wir haben oft davon gehört und in der Literatur davon gelesen, dass es bei diesen Menschen keine Verhältnismäßigkeit des Bestrafens gibt. Strafen sind maßlos, gehen über alle Grenzen der Verhältnismäßigkeit hinweg und sind völlig unberechenbar. Die konfliktscheuen Angehörigen der Trauma-Generation strafen gar nicht, haben im Extremfall sogar Angst, ihren Kindern ein „Nein, du darfst nicht" entgegenzuhalten und lassen damit ihre Kinder ins Leere gehen. Wo es keinerlei Reibung gibt, sind die Eltern auch nicht greifbar, die Kinder erfahren kein Gegenüber – auch das ist letzten Endes nur eine der beiden Kehrseiten des Verlustes des inneren Maßes.

Es gibt zahllose Berichte von Kindern traumatisierter Menschen, in denen Eltern völlig überzogen reagieren, so dass man es fast nicht glauben möchte. Da kommt ein junges Mädchen zehn Minuten zu spät von einem Tanzabend und wird als „Hure" beschimpft. Da macht der neunjährige Sohn einer Holocaust-Überlebenden beim Aufräumen in der Küche etwas falsch, so dass ein Glas zerbricht, und wird von der Mutter beschimpft: „Du bist wie Hitler."

Sehr häufig zeigt sich bei Vätern oder Müttern, die Traumata erlebt haben, die Aggressivität auch in leicht sadistischen Zügen. Oft ist sie versteckt und äußert sich im Herumnörgeln, im Sarkasmus, in Bitterkeit, im Spotten und in Zynismus. Nie ist etwas richtig, ein abwertender Grundton bestimmt die Atmosphäre. Für die Kinder ist dies kaum nachvollziehbar, sie empfinden sich als abgewertet, so dass bei manchen die Überzeugung entsteht: „Ich bin falsch."

Ein weiterer wichtiger Erfahrungsbereich der zweiten Generation ist der Umgang mit Ungerechtigkeit. Es gibt Familien, in denen beispielsweise der Vater die Kriegsgefangenschaft oder die Mutter das KZ überlebten, in denen es zur Grundregel der Erziehung wurde, dass es keine Gerechtigkeit gibt oder geben darf. Da werden Kinder „erzogen", indem ihnen das Essen weggenommen wird, das sie sich vorher aussuchen durften. Sie sollen lernen: „Es gibt im Leben keine Gerechtigkeit!" Nur dann seien sie zum Leben gerüstet. Auch hier begegnen wir wieder dem Gegenteil: Gerechtigkeit ist in anderen Familien ein Leitthema, in dem alles hundertprozentig gerecht sein muss. Die drei Kinder bekommen das gleiche Geschenk, es dürfen keinerlei Unterschiede gemacht werden usw. Wenn die Kinder diese Art von Gerechtigkeit als ungerecht empfinden, was sie ja auch tatsächlich ist, und z.B. nörgeln, kann auch das unerklärliche aggressive Reaktionen hervorrufen.

Wenn Menschen Traumata erleben und vor allem, wenn sie wiederholt Traumata erleben, dann sind ihre Reizschwellen überflutet. Es gelingt ihnen oft nicht mehr das, was sie wahrnehmen, in wichtig und unwichtig zu strukturieren sowie zwischen Vordergrund und Hintergrund zu unterscheiden. Alles flutet auf sie ein. Dies wurde bei Kriegsteilnehmern eindeutig festgestellt. Die niedrigen Reizschwellen bleiben dann aber oft auch nach der traumatischen Situation bestehen und später genügen kleine Anlässe, damit ihnen „alles zu viel" ist. In dieser Situation kommen die Väter nach Hause, wollen nichts mehr mitbekommen – und verschwinden aus dem Leben ihrer Kinder. Oder Sie sind so reizüberflutet, dass es Jähzornausbrüche gibt. Viele versuchen auch, die auf sie einströmenden Reize durch Alkohol, Schlaftabletten oder andere Formen des Rückzugs zu dämpfen. Dies kann so weit gehen, dass traumatisierte Elternteile auch bei freudigen Ereignissen, zum Beispiel der Hochzeit ihres Kindes, Valium nehmen oder andere Mittel, weil selbst die freudigen Reize nicht mehr auszuhalten sind.

Was sind die Folgen dieser verschiedenen Spielarten von Aggressivitätserfahrungen für die nächste Generation? Wer ungerechtfertigte Aggressivität erfährt, reagiert manchmal mit der beschriebenen Konfliktscheu. Andere werden aber selbst aggressiv und wehren sich. Dieses Sich-Wehren ist gesund, doch wie und wogegen geht es, wenn die Quellen der Aggressivität im Dunkeln liegen?

Eine Befragte erzählt:

„Bei uns zu Hause war die Atmosphäre immer total geladen und ich kam mir verspottet vor. Als kleines Kind war das für mich normal und ich habe mich nur zurückgezogen und versucht, mit meinen Eltern so wenig wie möglich zu tun zu haben. Meine Puppen waren mir wichtiger. Aber dann in der Pubertät oder als ich Jugendliche wurde, da habe ich rebelliert. Aber immer, wenn ich etwas gegen den verachtungsvollen, spöttischen Ton gesagt habe, war es so, als greife ich in einen Schwamm. Das war doch nie so gemeint, sagten sie und dann stand ich wieder als Blöde da. Ich wurde dann rasend sauer, aber wusste nicht, wohin damit. Und dann begann die Essstörung ... ich habe mich rundgegessen." (I 15)

Ein Widerstand gegen eine Aggressivität, deren Quellen man nicht kennt, geht leicht ins Leere und wird folglich zur Verzweiflung. Wir haben in unseren Interviews und Therapien kaum Angehörige der zweiten Generation getroffen, die gegenüber anderen aggressiv wurden. Einzelne hatten mit gelegentlichen Attacken von Schärfe oder Ausbrüchen von Jähzorn zu kämpfen, die für sie überraschend kamen und die sie sich nicht erklären konnten. Bei den meisten richtete sich die Aggressivität gegen sich selbst, über Krankheiten, Selbstverletzungen, Essstörungen und anderes mehr. Oder sie verwandelte sich zur Kehrseite, zur Konfliktscheu, unter dem Motto: „So wie meine Eltern will ich nie werden."

6.9 Abwertung

So eindringlich beschreibt Wolfgang Schmidtbauer die Abwertungserfahrungen aus Familien traumatisierter Menschen, dass wir dies etwas ausführlicher zitieren wollen:

„Und die therapeutische Arbeit mit Familien zeigt, dass Familienmitglieder einander umso heftiger bewerten, je mehr sich die Familie vor der Aufgabe erlebt, Traumatisierung zu bewältigen. (…)

Nichts ist gut genug, alles könnte immer noch besser gemacht werden, durch jede Ritze kann Gefahr eindringen. Wenn sie abgedichtet ist, schadet es nichts, sie wieder und wieder zu kontrollieren. Wenn eine Mutter dem Schulkind, das auf einer Schiefertafel übt, die fehlerfrei beschriebene Tafel mit dem nassen Schwamm auslöscht und sagt: ‚Schreib das jetzt zur Übung noch einmal!', dann können wir mit hoher Wahrscheinlichkeit davon ausgehen, dass es sich um eine traumatisierte Frau handelt.

Fast durchweg berichten die Kinder der Traumatisierten, dass es unmöglich war, es den Eltern recht zu machen, mit den Eltern Gefühle der Ruhe, der Zufriedenheit, der Sorglosigkeit zu teilen. ‚Alles wurde schlechtgemacht', ist eine häufige Aussage, die den Eltern insofern Unrecht tut, als diese nicht das Gute schlecht machen wollten, sondern nur danach trachteten, die Kinder immer wachsam zu erhalten für die Schwachstellen an deren Illusionen, Träumen, naiven Hoffnungen.

Menschen können singen, dichten oder Liebe machen, einfach so – und sie können urteilen, ob die entsprechenden Aktivitäten richtig oder gut, falsch oder schlecht waren. Das Trauma verengt diese ‚einfach so'-Räume und führt zu einer zwanghaften Suche nach dem Besseren, dem Feind des Guten.

Für die Praxis hat sich die Arbeitshypothese bewährt: Intensiv bewertende Familien sind traumatisiert. Fatal ist dabei, dass die fieberhafte Suche nach Sicherheit und die ständige Wachsamkeit nach dem Motto ‚Wehret den Anfängen' ihrerseits traumatisierende Wirkungen entfalten. So entsteht ein Teufelskreis: Wenn die Kinder in einer traumatisierten Familie etwas falsch machen, werden sie unbarmherzig bewertet, wird der ‚Fehler' energisch bekämpft. Es gibt in solchen Familien keine harmlosen Störungen.

Die Traumatisierung hat den Angstdruck erhöht. Die Folgen lassen sich durch den Vergleich zwischen einem Schiff, einem U-Boot und einem Raumschiff fassen: Wenn das Schiff ein kleines Leck hat, kann der Kapitän in aller Ruhe die Pumpen anwerfen und den nächsten Hafen anlaufen. Wenn ein U-Boot auf Tauchfahrt ein Leck hat, muss die Mannschaft den Schaden sofort dichten, weil das Wasser mit hohem Druck einströmt. Im Weltraum ist das kleinste Leck lebensgefährlich." (Schmidtbauer 2008, S.84)

Wir möchten zwei Aspekte, die Schmidtbauer beschreibt, aus unserer Sicht korrigieren bzw. ergänzen. Der erste besteht darin, dass unseres Erachtens die beschriebenen Familien nicht „bewerten", sondern „abwerten". Alle beschriebenen Äußerungen sind Abwertungen. Abwertungen verletzen, Bewertungen werden gebraucht. Und genau diese Fähigkeit zu bewerten – eben auch positiv und lobend – fehlt den Menschen der ersten traumatisierten Generation, so dass es die beschriebene Bewertungsleere in der zweiten Generation gibt. Als zweite Anmerkung möchten wir darauf verweisen, dass wir solche extremen Abwertungsatmosphären aus unserer therapeutischen Arbeit mit Kindern traumatisierter Eltern u.a. in solchen Situationen kennen, in denen die Eltern sehr unter Stress standen und dann in ihren negativen Äußerungen maßlos wurden, „unbarmherzig" und „gnadenlos". Die Kinder litten darunter. Doch es gab auch andere Bemühungen und andere Erfahrungen.

Eine Frau, die wir interviewt haben, erzählte zum Beispiel:

„Meine Mutter hat sich sehr bemüht und ich glaube, dass sie mich und meine Schwester sehr geliebt hat und immer noch liebt. Sie konnte das oft nicht sagen, erst in der letzten Zeit findet sie dafür Worte, aber früher gar nicht ... Das macht mich auch traurig, wenn ich daran denke. Aber sie hat es versucht, es immer irgendwie zu zeigen, indem sie uns Sachen gekauft hat und irgendwie sehr bemüht war, es uns irgendwie schön einzurichten, mit dem wenigen Geld, das wir hatten, das beste, wie soll ich sagen, herauszuholen. Nur manchmal war sie gnadenlos. Ich glaube heute, das waren immer die Zeiten, wo sie selber überfordert war und eigentlich ganz verzweifelt und nicht mehr ein noch aus wusste, aber da zog sie sehr über uns her und gegen uns und wütete richtig und das war dann schrecklich, da haben wir uns nur noch weggeduckt und gehofft, wir würden übersehen und irgendwie wollten wir dann nur verschwinden." (I 1)

Solche Widersprüchlichkeiten haben viele Kinder traumatisierter Eltern erfahren. Sie sind Ausdruck der inneren Maßlosigkeit und Selbstverunsicherung der traumatisierten Eltern, die diese in ihrer Not und oft auch Gedankenlosigkeit an ihren Söhnen und Töchtern auslassen.

6.10 Scham- und Schuldgefühle

Wenn Menschen sexuelle Gewalt erfahren, werden ihre Schamgefühle in doppelter Weise verletzt. Beschädigt wird die natürliche Scham, die als Wächterin der Intimität und damit des persönlichen Schutzes ihre Funktion nicht mehr erfüllen kann, die durch die gewalttätigen Übergriffe beschädigt oder zerstört wird. Und gleichzeitig machen die Opfer sexueller oder anderer Gewalt die Erfahrung, dass sie beschämt werden, sie werden vorgeführt und erniedrigt und als Wesen oder ein Gegenstand behandelt, das oder der kein Recht auf Schutz und Würde hat (Baer/Frick-Baer 2009).

Dies führt bei den Opfern häufig dazu, dass sie sich schämen. So sagt Elie Wiesel: „So ist die Welt: Die Scham plagt nicht die Henker, sondern die Opfer." Elie

Wiesel hat als Kind erlebt, wie seine Eltern von den Nazichargen abgeholt und in Konzentrationslager gebracht wurden. Wie er fühlten und fühlen sich viele Kinder der Holocaust-Opfer beschämt und schuldig. Die Schuldgefühle sind nicht rational zu erklären. Aus dem Blickwinkel der Vernunft heraus betrachtet, ist es unsinnig, wenn sich ein fünfjähriger Junge ein Leben lang schuldig fühlt, weil er es nicht verhindern konnte, dass der Vater von bewaffneten Soldaten auf einen Lastwagen geschleppt wurde. Doch die Logik des Herzens, die Grammatik der Gefühle, ist eine andere. Immer, wenn für Kinder etwas vollkommen unerklärlich ist, wenn sie es nicht in ihre Welt, die Sinnhaftigkeit ihres Verstehens einordnen können, versuchen sie sich dies erklärlich zu machen und eine Ordnung emotionalen Verstehens zu schaffen (Baer/Frick-Baer 2008b). In der Regel geschieht dies, indem sie sich selbst verantwortlich erklären und sich schuldig fühlen. Kinder fühlen sich oft schuldig, wenn sich die Eltern trennen oder wenn die Mama krank ist oder der Vater trinkt. Und erst recht fühlen sie sich schuldig, wenn den Eltern etwas Schlimmes widerfährt, eine traumatische Erfahrung. Hinzu kommt die Scham, nicht retten zu können, die Scham, nicht verhindern zu können, dass den Eltern etwas Schlimmes widerfahren ist.

Scham und Schuld begleiten die Kinder-Generation also, wenn sie Zeugen der traumatischen Erfahrung war, davon gehört oder sie gesehen hat, davon weiß. Doch was geschieht, wenn das Wissen um die traumatischen Ereignisse im großen schwarzen Loch der Leere und des Schweigens verschwinden? Die erste Generation trägt Scham und Schuld in sich und die zweite Generation weiß oder spürt, dass die Eltern leiden, dass da „etwas ist", was sie nicht greifen können, aber das für die Eltern irgendwie schlimm ist, etwas, das sie nicht berühren dürfen. Die Kinder wachsen in einer Atmosphäre der Scham und der Schuld auf und sie fühlen sich selbst auch schuldig für nichts oder was auch immer und schämen sich, die Eltern nicht retten zu können, die Situation nicht verändern zu können. Sie saugen die Schuld- und Schamgefühle auf, schämen sich in der Folge und fühlen sich schuldig, ohne zu wissen warum.

Auch in unseren therapeutischen Erfahrungen und Befragungen begegneten wir den Scham- und Schuldgefühlen der zweiten Generation und dem Leid, das ihnen innewohnt. Fast immer waren diese Gefühle diffus, wurden sie für die Angehörigen der Transtrauma-Generation zu einer „Natur": Sie waren schuldig, ohne Schuld zu haben.

Ein Interviewter benannte die Schamgefühle konkreter und stellte sie in einen Zusammenhang mit den Erfahrungen der vorherigen Generation:

„Ich habe nicht nur gehört, dass ich es mal besser haben sollte als meine El-tern, ich habe auch immer gehört, dass ich es ja besser habe. Früher war alles schlimmer. Dieses ‚Wenn du wüsstest‘ hing wie ein Schwert über mir, wie eine Ge-witterwolke. Und immer, wenn es mir dann gut ging, habe ich mich geschämt. Ich konnte mir, und das fällt mir immer noch schwer, kaum etwas gönnen, ohne mich schuldig zu fühlen. " (I 3)

Hartmut Radebold hat Ähnliches beobachtet: „Schuldgefühle, in einer ‚besseren Zeit‘ aufgewachsen zu sein, behindern und vergällen die Genussfähigkeit." (Radebold 2008, S.187) In einer therapeutischen Begegnung berichtete ein Mann, dass er darunter litt, sich immer wieder wie unter einer Dunstglocke zu erleben, die ihn von anderen Menschen abschneidet. Auf der Suche nach seinen Gefühlen, die sich in der Dunstglocke versteckten, fiel ihm eine Situation ein, in der er plötzlich mit massiven Schuldgefühlen und Schuldvorwürfen seitens seiner Mutter konfrontiert worden war, die ihn in ihrer Heftigkeit sehr überrascht und erschreckt hatten. Er hatte zwei Semester studiert und wollte dann das Studium aufgeben. Als er dies seiner Mutter sagte, klinkte sie völlig aus, nahm sich ein Küchenmesser, hielt es an die Pulsadern und rief: „Diese Schande! Was sollen die Nachbarn sagen! Da bringe ich mich eher um!" Er verstand seine Mutter nicht und erklärte sie oder zumindest die Situation für „verrückt". Später erfuhr er, dass seine Mutter in der unmittelbaren Nachkriegszeit beinahe von einem französischen Soldaten vergewaltigt worden wäre.

Sie wusste, alle wussten, dass massenhafte Vergewaltigungen von Frauen und Mädchen Teil der Kriegsführung waren (und heute noch überall auf der Welt sind). Eine Schande. Frauen und Mädchen waren schutzlos ausgeliefert, waren Opfer dieser Schandtaten. Aber da Schuld, Scham und Schande nicht die Täter, sondern die Opfer plagt, erlebten viele junge Mädchen damals eine Vergewalti-gungserfahrung als so unaushaltbare Schande, dass sie sich eher umbrachten, als erleben zu müssen, dass ihre Vergewaltigung bekannt wurde. So werden Scham- und Schuldgefühle zu einer existenziellen Gewalt, die sich über die Tatsache des Studienabbruchs legt und weit über jedes Maß hinaus schießt. Die Gewalttätigkeit ihrer Reaktion ist nur zu verstehen über diese Vorgeschichte, die nachwirkt. Der Sohn wurde in ihm Erleben der Mutter zum Täter, sie selbst im Erleben ihres Sohnes zur Täterin, deren Gewalttätigkeit er sich nicht erklären konnte. Die

Mutter befand sich in einem „Zeitkollaps", auf den wir noch eingehen werden. Die Angst vor der öffentlichen Reaktion nach dem Bekanntwerden der Vergewaltigungsszene und die Angst vor dem Bekanntwerden des Studienabbruchs des Sohnes, von dem sie vorher so stolz erzählt hatte, verknüpften sich, die beiden Zeitebenen kollabierten zu einem gemeinsamen Zeitfenster – deswegen diese heftige Reaktion.

Zu diesem Zeitpunkt war der Sohn junger Erwachsener und konnte sich später in der Therapie an diese Situation bewusst erinnern. Das half ihm, eine Erklärung zu finden für sein Empfinden, unter einer Dunstglocke zu leben. Es half ihm dabei, einen Zugang zu finden zu dem Teil seiner lebenslangen Scham- und Schuldgefühle, die ihm in ihrem Ausmaß fremd und unerklärlich geblieben waren. Auf diesem Hintergrund sind am ehesten Äußerungen von Angehörigen der Eltern-Generation zu erklären, die ihren Kindern sagten: „Du bringst mich noch um, wenn du weiterhin so schlechte Noten nach Hause bringst." Oder: „Schon wieder ein Loch in der Hose, das wird nochmal mein Tod." Solche Äußerungen machen den Kindern Schuldgefühle, die sich über den Anlass hinaus dauerhaft in ihnen festsetzen können.

6.11   Parenting, Überforderung und „Retten wollen"

„Wenn ich allein war, war ich ziemlich faul, aber wenn meine Mutter dabei war, da brauchte sie gar nichts zu sagen. Ich habe einfach als Kind immer viel getan. Ich habe geholfen, ich habe geputzt, ich habe aufgeräumt. ‚Du läufst immer zur Höchstform auf', sagte sie oft." (I 1)

Solche Äußerungen hörten wir von mehreren Interviewten und unseren Klientinnen und Klienten, wobei diese Klientin glücklicherweise darin gesehen und anerkannt wurde. Kinder, die spüren oder wenigstens vage ahnen, dass es der Mutter oder dem Vater schlecht geht, dass sie eine Last mit sich herumtragen, wollen sie retten. Und sie machen dies auf ihre Weise, indem sie brav sind, indem sie fleißig sind, indem sie das tun, von dem sie glauben, dass die Mutter oder der Vater es gut fänden, dass es sie gesünder, weicher, glücklicher oder fröhlicher macht.

Aber es gibt nichts zu retten. Die Kinder können die Erwachsenen, ihre Eltern, nicht retten – auch wenn sie sicher unbewusst oft den Auftrag, Trost, Lebensinhalt oder „Sonnenschein" zu sein, übertragen bekamen. Die Traumata sind geschehen und können nicht mehr rückgängig gemacht werden. In den meisten Fällen wissen die Kinder gar nichts von den Traumata, spüren nur deren Nachwirkungen. Umso hoffnungsloser sind ihre Rettungsversuche, umso anstrengender und kontinuierlicher ihre Rettungsbemühungen. Oft begeben sie sich später in rettende Berufe, von der Therapie über die Krankenpflege bis zur Feuerwehr.

Kinder sind empfänglich für das, was „in der Luft" liegt und sie reagieren darauf. Dies bestätigt auch eine Untersuchung, die während des Zweiten Weltkrieges in England gemacht wurde. Es wurden Kinder befragt, die Bombenangriffe erlebt hatten. Diese Erfahrung war für alle Kinder, wie nicht anders zu erwarten, schlimm. Aber es gab ein überraschendes Ergebnis: Die Bombenangriffe erlebten die Kinder noch schlimmer, die einen Erwachsenen neben sich hatten, Oma, Opa, Nachbar, Vater oder Mutter. Man hätte eigentlich das Gegenteil erwartet, doch dieses Untersuchungsergebnis ist über den Wunsch des „Retten-Wollens" zu erklären. Das Kind spürt die Angst oder die Panik des Erwachsenen neben sich zusätzlich zu der eigenen und möchte die Erwachsenen retten. Auch dies eine Mission Impossible, denn gegen die Bomben können die Kinder genauso wenig ausrichten wie gegen den traumatischen Schrecken.

In solchen Situationen, aber auch in vielen anderen, die nicht so extrem sind, übernehmen Kinder Verantwortlichkeit, mehr Verantwortung, als sie ihrem Kindesalter gemäß tragen können. Daraus entfalten sich auch große Kompetenzen, denn die Kinder traumatisierter Eltern sind in ihrem Erwachsenenleben oft in der Lage, viel Verantwortung zu übernehmen, im Beruf und in der Familie. Doch oft kommt die Kindheit zu kurz, die Leichtigkeit, das Spielerische, die Fröhlichkeit und vieles mehr. Man nennt dies Parentisierung: Kinder werden zu Eltern der Eltern und leiden ihr Leben lang unter chronischer Überforderung. In einem Buch fanden wir das Zitat eines Kriegskindes, das dieses Phänomen gut beschreibt:

„Ich hatte keine echte Kindheit. Als Kind musste ich ein Erwachsener sein. Es war gefährlich, ein Kind zu sein. Ich musste das Kind in mir verstecken und vorgeben, jemand anderes zu sein. Deshalb verlangt das Kind in mir immer noch danach, anerkannt und versorgt zu werden. Aber Leute finden es komisch, eine alte Frau zu treffen, die eigentlich noch ein Kind ist, und so achte ich sehr darauf, dieses Geheimnis von mir nicht zu enthüllen. Wenn ich aber von Kindern umgeben bin, merken die es sofort." (Zit. n. Radebold 2008, S.59)

Bei Angehörigen der zweiten Generation sind es nicht wie bei den Eltern die äußeren Bedingungen, die Bedrohungen, die Not, der Hunger, die Flucht, die sie zu früh zu Erwachsenen werden lassen, hier sind es eher die Atmosphären des Schweigens, die nicht greifbare Not der Eltern, das Bedürfnis, die Eltern retten zu wollen, die die Kinder in eine Rolle zu früher und überfordernder Verantwortlichkeit treiben. Ein Befragter erzählte:

„So in der Mitte der Grundschule muss das gewesen sein, dass ich merkte, dass ich mich auf meine Eltern nicht verlassen kann. Meine Mutter war immer mit anderen beschäftigt und mein Vater nicht da. Also habe ich von der Schule gar nichts mehr erzählt und das fiel auch nicht auf. Ich habe meine Sachen selber geregelt und das blieb dann so. Und, ja ... ich habe mich auch noch um meine Mutter gekümmert. Wenn ich von der Schule nach Hause kam, habe ich mir überlegt, wie es ihr wohl geht, und ob ich ihr etwas mitbringen soll und ob sie etwas braucht." (I 3)

6.12 Kontrolle und Zwangsnormalität

„Ich habe dieses Spießertum gehasst. Ja nicht auffallen, das war's! Brav sein, normal sein wie die anderen, nichts Eigenes, nichts Schräges, immer alles schön angepasst. Ich habe es gehasst!" (I 6), berichtet eine der Interviewten. So wie ihr ging es vielen Angehörigen der zweiten Generation in den 1950er-, 60er-, ja manchmal noch in den 70er-Jahren. Das Leben drehte sich um Knorr's Frühlingssuppe und gute Butter, um Lou van Burg und Heinz Drache – um Sicherheit und Normalität. Für die Angehörigen der Kriegsgeneration war „Normalität" das Objekt ihrer Sehnsucht. Sie waren aus ihrem heimatlichen Alltagsleben herausgerissen worden, Veränderungen waren für sie gleichbedeutend damit, Katastrophen zu erleben. Also war der Drang zu Konformität und Konservatismus eine logische Folge.

Da die Kinder den Hintergrund nicht kannten, erschien vielen von ihnen das Bemühen um Normalität als ein manchmal nahezu terroristisch anmutendes Regime der Zwangsnormalität. Und sie rebellierten dagegen. Die Jugend- und Studentenproteste der sogenannten 68er hatten sicherlich mehrere gesellschaftliche und politische Hintergründe (Vietnamkrieg, Studienreform, Auseinandersetzung mit dem Nationalsozialismus ...) – sie waren aber auch ein Aufstand gegen die Zwangsnormalität der Eltern-Generation:

„Als das mit der Studentenbewegung losging, da war ich vorneweg dabei. Ich wollte nur raus und ich wollte alles anders haben. Wo das hingehen sollte, das

wusste ich erst gar nicht, da habe ich mir dann später einiges zusammengesucht, aus Büchern oder aus den verschiedensten Zeitungen und Flugblättern, die da rumflogen und die diskutiert wurden. Aber am Anfang war das Wichtigste: Raus! Anderssein! Andersmachen!" (I 6)

Viele Angehörige der traumatisierten Generation brauchen die Anwesenheit ihrer Familie, um sich sicher zu fühlen. Dies ist auch Hintergrund dafür, dass sich viele Menschen dieser Generation besonders freuen, wenn bei Familienfeiern „alle zusammen sind". „Denn das ist doch das Schönste, wenn die ganze Familie zusammen ist." – Solche Äußerungen werden sicherlich auch manche Angehörige ohne Traumaerfahrungen von sich geben, doch bei traumatisierten Menschen enthalten sie einen bestimmten Unterton, etwas Druckvolles, ja manchmal etwas Zwanghaftes. Wer dies nicht so sieht (und das gilt für viele Angehörige der zweiten Generation), fühlt sich oft schuldig.

„Wenn ich zu einer Familienfeier muss, dann ist mir das ... dann finde ich das vorher immer ... ja also, da habe ich gar keine Lust. Da kommt mir das immer wie ein Druck vor, dass ich da hin muss. Wenn ich dann da bin, dann ist das oft ganz anders, dann ist es oft ganz nett und dann freue ich mich auch da zu sein. Aber vorher dieser Druck ..." (I 7)

Viele Angehörige der zweiten Generation reagieren gar nicht so sehr ablehnend auf die Wünsche anderer, mit ihnen zusammen zu sein, sondern auf das Druckvolle, was diesen Wünschen unterlegt ist. Dadurch verlieren die Wünsche ihren Charakter und werden als Forderungen erlebt, die die Kinder traumatisierter Eltern oft nur mit dem vermeintlichen Risiko, „alles zu verlieren", unerfüllt lassen können.

Auch die Kinder der jüngeren ersten Generation, die heute altersmäßig Kinder, Jugendliche und Erwachsene bis etwa 35 Jahre sind und denen wir in unseren Therapien begegnen, leiden oft unter der Zwangsnormalität. Sie entsteht, wenn das Tabu der (sexuellen) Gewalt die familiäre Atmosphäre bestimmt. Manchmal müssen diese Kinder „bis zum Erbrechen" beweisen: „Wir sind eine ganz normale Familie."

Verstärkt wird dies, wenn Alkoholismus im Spiel ist. In dieses Familien- und Weltbild passen dann eben nicht Inzest oder Gewalt und Missbrauch, die den Kindern tatsächlich widerfahren. Es kann nicht sein, was nicht sein darf.

Zu der Zwangsnormalität der Eltern-Generation gehört auch das starke Bemühen, die Kinder zu kontrollieren. So mochte der Sohn schon 16 oder 18 Jahre alt sein, kam er zu spät von einer Geburtstagsfeier von Freunden zurück, hielten die Eltern aufgeregt Wache und waren äußert besorgt. Die Sorge um ihre Kinder kennen viele Eltern, ohne dass sie sexuelle Gewalt oder Kriegstraumata erlebt haben, und sie ist verständlich. Doch wenn diese Sorge ein Muss ist, wenn man nicht mehr schlafen kann, wenn man die Nächte lang wach bleibt, wenn ein Zuspätkommen mit extremen Strafen versehen wird und jede Abweichung vom Normalen sanktioniert wird, dann ist dies ein Ausdruck traumatischer Erfahrungen, dann wird die traumatogene Angst als Kontrolldruck weitergegeben.

6.13   Sich ausgeschlossen fühlen

Das Gefühl nicht dazuzugehören, ausgeschlossen zu sein, am Rande zu stehen, ist ein weitverbreitetes Erleben von Kindern traumatisierter Eltern. Dieses Befinden hat mehrere Quellen und umfasst verschiedene Aspekte.

Der erste Aspekt besteht darin, dass viele traumatisierte Menschen der ersten Generation in den Kriegs- und Nachkriegszeiten ihre Heimat verlassen mussten, viele auch später bis zum Bau der Berliner Mauer aus der damaligen DDR flohen (einige auch danach) und dann in Gegenden Westdeutschlands kamen, wo sie nicht dazugehörten, wo sie fremd waren, wo sie einen anderen Dialekt sprachen, wo sie in den Vereinen nicht integriert waren, wo sie die Gebräuche und Sitten nicht kannten. Hier hatte das Gefühl, nicht dazuzugehören, einen realen Hintergrund. Dies betraf die Elterngeneration, aber auch die Kinder, die in den Jahren nach der Umsiedlung, Flucht oder Vertreibung geboren wurden. Diese waren oft nicht mehr in der Heimatkultur der Eltern verwurzelt, aber auch noch nicht in der neuen Umgebung. Sie erlebten sich oft „dazwischen", wie ein Klient während einer therapeutischen Arbeit erzählte:

„Ich hatte in der Grundschule und in der späteren Schule jeweils nur einen Freund und das war der größte Außenseiter in der Klasse. Ich war immer der zweitgrößte Außenseiter. Ich gehörte irgendwie nicht richtig dazu. Das war bestimmt auch so, weil wir wenig Geld hatten, aber das war auch so, weil wir neu waren, weil wir zugereist waren als Flüchtlinge. Die anderen kannten sich, die Eltern kannten sich und wir kannten erstmal niemand. Für mich war das auch gar nicht so schlimm, dachte ich zumindest damals, nicht dazuzugehören, aber ... Mein Vater tat so, als hätte er alle Brücken abgebrochen, als wäre das alles *weit weg, wo er herkam, aber das stimmte nicht. Der tat nur so und er wollte das auch, er wollte auch Fuß fassen hier im Westen und vielleicht hat er das auch für uns Kinder so gemacht. Meine Mutter war anders. Da dachte ich immer, die wäre gerade erst zwei Monate hier, es wären erst ein paar Wochen her, seit sie abgehauen sind. Das war so schlimm für sie, das hat sie gar nicht losgelassen. Heute tut mir das leid, aber damals nicht, vor allem hat es mich genervt."*

Die Kinder von Flüchtlingen und Vertriebenen hörten zu Hause eine andere Sprache als in der Schule. Beides war zwar Deutsch, aber die Sprachen, die Dialekte, die Mundarten hatten einen anderen Klang, teilweise andere Wörter. Viele bemühten sich besonders darum, ein reines Hochdeutsch zu erlernen und zu sprechen. Oft wurden dann, zum Beispiel in Bayern und anderen Gegenden, in denen die Unterschiede besonders deutlich zu hören waren, die Flüchtlingskinder daran erkannt, dass sie Hochdeutsch sprachen, und dafür ausgelacht und ausgegrenzt.

Eine zweite Quelle des Gefühls, ausgeschlossen zu sein, ist schon mehrmals erwähnt worden: Wenn Kinder spüren, dass es Wahrheiten der Eltern gibt, an denen sie nicht teilhaben dürfen, dann sind sie davon ausgeschlossen und fühlen sich auch dementsprechend ausgeschlossen. Sie wissen nicht, was von ihnen ferngehalten werden soll, wovon sie verschont werden sollen, was ihnen nicht mitgeteilt werden kann, doch die Sogwirkung des Schweigens, das Kraftfeld des Tabus produziert das Befinden, nicht – manchmal nirgendwo – dazuzugehören. Dieses Erleben kann zu einem bleibenden und prägenden Grundgefühl werden.

Der dritte Aspekt betrifft spezifische Väter-Erfahrungen. Viele Väter, die im Krieg waren, drückten ihr Erleben und ihr Leid mit den Worten „Ich habe dort meine Jugend gelassen" aus. Das hörten die Söhne und Töchter in Deutschland genauso wie in Russland, Polen oder Frankreich: „Ich habe da meine Jugend gelassen." Und das haben sie auch. Ihnen ist ihre Jugend genommen worden. Ihre Jugend, eine verlorene Zeit. Und wenn dann in der Nachkriegszeit Kinder kommen (vor allem, wenn es Töchter sind), dann ist eine mögliche Reaktion neben anderen bereits genannten, dass diese Kinder all das haben sollen, was die Väter nicht hatten, dann werden sie verwöhnt und vergöttert. In den Kindern holen manche Väter etwas nach, was ihnen selbst verwehrt war. Doch schließlich wird dieses Kind selbstständig und möchte nicht mehr beim Papa auf den Arm, es trifft sich mit Freunden und will ausgehen, will lieber ausschlafen, statt mit dem Vater oder den Eltern einen Sonntagsspaziergang machen. Für manche Väter bricht damit eine Welt zusammen und sie können mit dieser Erfahrung nicht umgehen. Das Kind

wird plötzlich als undankbar beschimpft, es wird verstoßen, „zu Luft gemacht"
oder ausgeschlossen.

Dieser Wechsel vom Liebling zum Verstoßenen und Ausgeschlossenen ist für
die Kinder nicht nachvollziehbar, wird oft als völlig abrupt erlebt, unerklärlich
und brutal. Es lohnt sich, dieses Verhalten als möglichen Ausdruck transgenerativer Traumaweitergabe zu verstehen. Wenn man diesen Zusammenhang betrachtet
und versteht, wird das Verhalten der Väter (und manchmal auch einiger Mütter)
nicht weniger schlimm, aber doch verständlich und erklärbar. Es nimmt damit den
betroffenen Menschen der zweiten Generation etwas von der Last der unerklärlichen, geballten persönlichen Schuld.

Einen ähnlichen Zusammenhang haben wir auch in der therapeutischen Begegnung
mit einigen jungen Frauen der zweiten Generation erfahren. Sie erlebten meistens
im Alter zwischen 9 und 12/13 Jahren, dass sich ihr Vater plötzlich von ihnen ab-
wandte. Der Zeitpunkt der „Plötzlichkeit" fiel also meistens mit den körperlichen
Veränderungen der Vorpubertät und Pubertät zusammen. Die radikale Umkehr
im Verhalten der Väter ließ manchmal auf ihre tabuisierte, sexuelle Traumatisierung
– entweder, weil sie sie selbst erfahren oder in ihren Konsequenzen hatten miter-
leben müssen – schließen.

Der vierte Aspekt betrifft den Umgang mit Verlusten und Trauer. Viele traumatisierte Menschen, die in der „Zeit danach" allein gelassen wurden, haben innerlich
wie äußerlich manches verloren, was für sie wichtig war, oft existenziell wichtig.
Das haben wir schon mehrmals erwähnt und beschrieben. Die Konsequenz für
sie besteht oft darin, dass es eine Angst vor weiteren Verlusten gibt, denn jeder
Verlust könnte ja existenziell sein. Wer zum Beispiel seine Familie in Kriegszeiten
verloren hat und danach eine neue Familie gründen konnte, hat zumeist große
Angst, diese Familie wieder zu verlieren. Wer als Opfer sexueller Gewalt jahrelang
Angst vor Männern hatte, aber dann einen liebevollen Partner oder eine liebevolle
Partnerin gefunden hat, hat auch hier oft existenzielle Angst vor einem Verlust.
Es droht das erneute existenzielle Alleinsein und Alleingelassensein, aus dem
es keinen Ausweg zu geben scheint.

Viele Angehörige der zweiten Generation übernehmen unbewusst diese Verlustangst und damit diese Entweder-ganz-oder-gar-nicht-Haltung. Abschiede werden
vermieden, solange wie möglich hinausgezögert oder sehr abrupt und hart vorge-
nommen.

Wenn sich die traumatisierten Eltern trennen, sind Kinder der zweiten Generation oft nicht nur traurig und unsicher, sondern empfinden: „Ich habe keinen Platz mehr in diesem Leben, in dieser Welt." Sie fühlen sich ausgeschlossen. Auch später erhalten eigene Trennungen oft diesen Beigeschmack:

„Als meine erste Ehe in die Brüche ging, da war für mich ganz klar: Nie mehr Männer! Heute kann ich darüber ein bisschen schmunzeln. Ich hätte ja auch sagen können: Nie mehr diesen Mann! Nein, es musste gleich ganz radikal sein. Nie mehr Männer! Und das war natürlich der beste Weg in die Einsamkeit, aber so war ich damals drauf. Ich wollte nie mehr etwas verlieren, was mir wichtig war." (I 17)

6.14   Desorganisiert oder überorganisiert

In den Interviews kam es kaum zur Sprache, aber in den Therapien erfahren wir häufig von Klientinnen und Klienten aus der zweiten Generation, dass sie sich oft als desorganisiert oder als überorganisiert oder häufig sogar als beides gleichzeitig erleben und dass sie darunter leiden. Eine Klientin zum Beispiel ist selbstständig, kümmert sich um den Haushalt, hat zwei Kinder – und organisiert alles perfekt. Als sie einmal fünf Minuten zu spät zur Therapie kam – sonst war sie immer überpünktlich – war sie außer sich. Sie hatte Angst, von der Therapeutin „verstoßen" zu werden, und sie befürchtete, wenn sie ihre perfekte Organisationsfähigkeit verliere, sich „aufzulösen". Wir haben in Kapitel 5 die Leerstellen in der Identität beschrieben, die durch die transgenerative Traumaweitergabe bei vielen Angehörigen der nächsten Generation erwachsen. Die daraus folgende existenzielle Verunsicherung versuchte diese Frau durch Perfektion, durch Überorganisation zu bewältigen. Gab es dabei Unstimmigkeiten und Irritationen, drohte die Leere („sich auflösen"), drohte die Bindungsstörung („verstoßen werden von der Therapeutin"), brach das System zusammen.

Eine andere Klientin reagierte genau gegenteilig auf den Druck ihrer traumatisierten Eltern. Die Mutter, ein mehrfaches Opfer sexueller Gewalt, und der Vater, ein Kind, das die Flucht aus den Sudetengebieten mitgemacht hatte, erzogen ihre Kinder mit starkem Druck und in einer aggressiven Atmosphäre. Die unbewussten Traumata und das damit verbundene Erleben, über das nie geredet werden durfte, waren der Maßstab für die Kindheit der nächsten Generation, sie setzen die Prioritäten für die Lebenserfahrungen der Kinder. Die Tochter reagierte darauf, indem sie keine eigenen Prioritäten fand, kein eigenes Maß für sich, für ihren Wert und damit auch für das, was sie tat. Sie beschrieb sich als desorganisiert, vergaß auch oft Therapietermine, obwohl sie überzeugend versuchte, sich auf sie zu konzentrieren, war immer unter Druck und beschrieb sich und ihren Platz in der Welt, als befände sie sich in einem „Labyrinth".

Wenn es keinen Maßstab gibt für die Prioritäten des Lebens, wenn nicht entschieden werden kann, was im Vordergrund des Interesses steht und was im Hintergrund, wenn „Was mache ich?" und „Was lasse ich?" nicht mehr differenziert werden kann, dann sind Chaos und Desorganisation die Folge. Wenn alles gleichgewichtig ist, wird nichts mehr wichtig, wenn alles gleichmäßig Druck macht, wird das Leben zu viel.

Oft verbinden Menschen beide Aspekte, den der Überorganisation und den des Desorganisiertseins, und hadern mit sich, weil sie trotz guten Willens keinen Weg finden, mit sich eins zu sein. Eine Klientin war beruflich so gut organisiert, dass sie von anderen beneidet wurde, aber sie selbst hielt sich für eine Chaotin und meinte: „Ich bekomme nie etwas auf die Reihe." Die Rückmeldungen der anderen gingen ins Leere, denn das Selbstbild hatte seine transtraumatogenen Wurzeln, die unempfindlich waren für Feedbacks. Eine andere Klientin war perfekt darin, im professionellen Bereich zum Beispiel eine Tagung mit 200 Beteiligten zu organisieren, scheiterte aber daran, drei Freunde und Freundinnen zu ihrem Geburtstag einzuladen. Wenn es um Privates ging, wenn sie im Mittelpunkt stand, wusste sie nicht mehr, wo oben und unten war oder Anfang und Ende. Sie verlor ihr Maß, konnte keine Prioritäten setzen und versank in ihrem inneren Rauschen. Dem gegenüber war sie in Sachfragen sehr klar, konnte die anstehenden Aufgaben hierarchisch gewichten und hatte entsprechend Erfolg.

6.15 Extreme Identifikationsfähigkeit

Wir haben bei Kindern traumatisierter Eltern häufig eine extrem hohe Identifikationsfähigkeit beobachtet. Sich mit anderen Menschen identifizieren zu können, sich in sie hineinzuversetzen, ist ja nicht negativ, sondern im Gegenteil eine Grundvoraussetzung persönlicher Entwicklung und sozialen Miteinanders. Nur wenn sich Menschen in andere hineinversetzen, können sie auch deren Schmerzen empfinden und damit ihr Mitgefühl spüren und äußern. Wer sich nicht mit dem

Leiden anderer identifizieren kann, kann kein Schuldgefühl empfinden und wird verrohen. Kinder brauchen die Fähigkeit zur Identifikation mit anderen, um spielerisch andere Rollen einzunehmen und Persönlichkeitsanteile zu erproben. Als Kinder identifizieren wir uns deshalb vor allem mit den Eltern, das ist wichtig und das ist notwendig. Die Eltern sind die ersten Menschen in unserem Leben. Sie sind Vorbild und in vieler Hinsicht Identifikationsfigur. Wir identifizieren uns dann auch mit vielen anderen, mit Lehrern und Lehrerinnen, mit Fußballern, mit Topstars, mit Filmschauspielern, mit Winnetou oder Pippi Langstrumpf. Diese Identifikationsprozesse sind wichtig, um unser Eigenes zu finden. Später lösen wir uns aus ihnen, nehmen einzelne Anteile von den Identifikationsobjekten mit und integrieren diese in unsere eigene Persönlichkeit.

Bei den Angehörigen der Folgegeneration traumatisierter Eltern haben wir beobachtet, dass die Identifikationsfähigkeit bei den meisten in hohem Maße bestehen bleibt, aber die Loslösung aus der Identifikation sehr schwierig ist. Dies liegt oft in der Schwäche der eigenen Identität, in den Problemen bei der Herausbildung des inneren Kerns begründet. „Ihre eigene Identität ist immer noch recht ungeordnet und undefiniert. Viele Komponenten ihrer Identität haben noch nicht ihren richtigen Platz gefunden oder fehlen ganz, was zum Teil daran liegt, dass es in ihrem Leben bisher sehr große Leerräume gab." (Wardi 1997, S. 219) So beschreibt die israelische Therapeutin Dina Wardi ihre Erfahrungen aus der Behandlung von Kindern von Holocaust-Opfern. Wenn es in der Identität große Leerräume gibt und wenn Komponenten der Identität fehlen, dann bleiben diese Leerräume mit den Identifikationsfiguren, den traumatisierten Eltern, besetzt. Und umgekehrt, die starke Besetzung der eigenen Identität durch das Leid der Eltern erschwert die Loslösung aus der Identifikation mit ihnen und die Entwicklung eigener Persönlichkeitsanteile. Wardi greift zu drastischen Formulierungen und beschreibt, dass die Kinder zu „Leichenwagen" oder „Urnen für die Asche der Toten" wurden oder „menschlicher Stoff", um die riesige Leere der Holocaust-Opfer aufzufüllen.

Beobachtungen solcher extremer Verhältnisse haben wir nur selten machen müssen, aber erschütternde Auswirkungen einer extrem gesteigerten Fähigkeit zur Identifikation begegneten auch uns in unserer therapeutischen Arbeit bei den Angehörigen der zweiten Generation.

Eine Klientin litt in hohem Maße an der Ablehnung ihres Körpers, was sich in einer Essstörung und in schmerzlich abfälligen Worten ausdrückte. Das dazugehörige Gefühl identifizierte sie als Ekel: „Ich ekle mich vor mir selbst. Ich find alles ekelig: meine Beine zu dick, meine Oberarme zu schwabbelig, meine Haut ganz hässlich …" Ein Teil der selbstzerstörerischen Ekelgefühle ließ sich den am eigenen Leib erlebten sexuellen Übergriffen und damit einem anderen Menschen als Auslöser zuordnen, aber ein diffuser und quälender Rest an Selbstekel blieb. Er hatte seine Quelle im unbewussten Selbstekel ihrer als Kind sexuell traumatisierten und als Ehefrau verachteten Mutter, mit der sich die Tochter in extrem hohem Maße identifizierte.

Die extrem gesteigerte Fähigkeit zur Identifikation betrifft anfangs zumeist die Identifikation mit den Eltern, die umso stärker ist, je mehr von den Traumata geschwiegen wurde, je deutlicher das Magnetfeld Tabu seine Wirkung entfaltete.

Doch die Identifikationsfähigkeit bleibt, gelernt ist gelernt, und überträgt sich dann auch auf andere Beziehungen, oft auf die mit Partnerinnen und Partnern. Eine Klientin beschrieb:

„Ich weiß bei meinem Mann schon, wie es ihm geht, bevor er das selber weiß. Und in jedem Fall weiß ich es, bevor er es sagt. Ich habe so große Antennen, das ist so, als ob ich er wäre."

„Als ob ich er wäre", „als ob ich sie wäre" – das ist die Identifikationshaltung, die viele Klientinnen und Klienten als Angehörige traumatisierter Eltern gelernt und geübt haben. Wer nicht hört, was die Angehörigen belastet, versucht, dies herauszuspüren, indem er sich mit ihnen identifiziert. Wer keine Stimmen hört, lauscht Stimmungen. Wer die Eltern und ihr Leid nicht greifen kann, wird hochempfindsam für Atmosphären, für die Klänge des Schweigens, für das Ungesagte. Noch einmal: Die hohe Identifikationsfähigkeit und die ausgeprägten Antennen für andere Menschen, die hochentwickelte Empfindsamkeit sind nichts Negatives, sondern können genutzt werden im menschlichen Miteinander, privat und beruflich. Manche machen eine Profession daraus und gehen zum Beispiel in therapeutische oder andere helfende Berufe.

Doch viele leiden auch darunter: *„Wenn ich so oft wie die anderen bin, dann weiß ich nicht mehr, wer ich selbst bin"*, sagte eine Klientin. Die Loslösung aus der Identifikation mit anderen wird schwierig und bleibt schwierig und damit bleiben häufig die eigene Persönlichkeit und die Identität unterentwickelt, ein Teil des Lebens bleibt ungelebt.

Dies erklärt auch, warum manche Untersuchungen bei Kindern kriegstraumatisierter Menschen eine verhinderte Grenzbildung festgestellt haben. Die Untersuchungsergebnisse besagen, dass es wenige Grenzen zwischen Kindern und Eltern gibt, aber auch wenige Grenzen zwischen Vergangenheit und Gegenwart, dass viele Menschen ein schwindendes und unsicheres Zeitgefühl haben und ihr Zeiterleben zwischen „das kommt mir so kurz vor" und „das kommt mir aber so lang vor" schwankt. Und es gibt oft auch wenig Grenzen zwischen Realität und Fantasie. Die Wahlmöglichkeiten zwischen Nähe und Distanz schwinden dann, Abwesenheit von Partner/innen oder Kindern ist, wie schon beschrieben, oft nur schwer auszuhalten, Nähe allerdings manchmal auch.

6.16 Zeitkollaps

Traumatisierte Menschen leben oft in zwei Zeiten gleichzeitig: der Zeit der traumatischen Erfahrung und der Zeit der Gegenwart. Wenn eine alte Frau in einem Gewitter das Donnergrollen für Bombendetonation hält, dann erinnert sie sich nicht an die Bombardierungen, sondern sie erlebt sich und ihre Welt, als würden die Bomben in diesem Moment fallen. Sie lebt in zwei Zeiten, in der Zeit der Bombardierung und in der Gegenwart, beide Zeiten sind kollabiert. Man nennt dies Zeitkollaps (Volkan 1997/99). Ein Zeitkollaps ähnelt einem Flashback (siehe Kap. 3.2), ist aber länger, umfassender und wirkt intensiver.

Auch für Angehörige der zweiten Generation existiert dieser Zeitkollaps. Hier überlappen sich die Zeiten, in denen die traumatisierten Eltern gefangen sind, und die Zeit der eigenen Gegenwart. Wir haben dafür in den bisherigen Texten schon viele Beispiele gebracht. Hier sei noch einmal die Beschreibung eines Patienten zitiert, der als Kind eines Holocaust-Überlebenden wiederholt in den Zeitkollaps geriet:

„Simon spürte, dass er eine Riesenlast zu tragen hatte, da er irgendwie all die Verluste seiner Eltern wiedergutmachen sollte. Seine Probleme wurden als unerheblich gegenüber ihrem Leid betrachtet, und er glaubte, kein Recht zu haben, sich über irgendetwas zu beklagen oder auch nur Freude zu erfahren. Darüber hinaus hatte er das Gefühl, einem bestimmten idealisierten Bild, das Stoizismus und Unempfindlichkeit verlangte, nie gerecht werden zu können. Trotz seiner adoleszenten Rebellion hatte Simon ein ziemlich verwickeltes Verhältnis zu seinen Eltern, deren ungelöste Trauer unausgesprochen, aber allgegenwärtig war. Seine

Mutter musste immer wissen, wo er war, und er fügte sich. Das verblüffendste Merkmal war jedoch, dass er manchmal das Gefühl hatte, tatsächlich ,dort' zu sein und den Holocaust zu erleben." (Opher-Cohn 200, S.117f.)

Eine Interviewte berichtete uns:

„Manchmal weiß ich nicht mehr, ob ich ich bin, dann überfällt mich sowas. Kürzlich ist meine erwachsene Tochter zu einer Freundin gefahren mit dem Auto und ich weiß, dass sie vorsichtig fährt und ich ihr da vertrauen kann, aber ich bekam so eine Angstwelle, dass ich beinahe darin untergegangen wäre, und ich wusste gar nicht, wo das herkam. Das war so, als ob ich nicht ich selbst wäre." (I 13)

Sie brachte dies später in Verbindung mit den Erfahrungen ihrer Mutter, die während eines Vertriebenentrecks panische Angst hatte, ihre beiden Kinder zu verlieren, und von dieser Angst jahrzehntelang gezeichnet blieb. In diesem Zeitkollaps überlappten sich, ausgelöst durch den Trigger „die Tochter entfernt sich", zwei Zeiten und zwei Situationen und die Ängste verschmolzen zu einer derartig intensiven Angst, dass sie der befragten Person unerklärlich blieb.

6.17 Abgrund

Uns fiel auf, dass viele Klientinnen und Klienten aus der zweiten Generation häufig von Abgründen träumten oder Abgründe malten.

„Ich habe früher oft davon geträumt, irgendwo tief herab zu stürzen. Das ist auch heute noch so, dass ich leicht schwindelig werde, wenn ich irgendwo in den Bergen wandere und es geht an der Seite steil herunter. Als Kind musste ich immer über eine Brücke zur Schule und ich bin oft auf der Brücke stehen geblieben und habe mir richtig ausgemalt, was passiert, wenn diese Brücke zusammenbricht. Und einmal stand ich mit meinem Vater zusammen auf einem Felsen und ich war mir ganz sicher, dass er mich herunterstürzt oder ich alleine oder vielleicht auch ich mit ihm zusammen herunterfalle", erzählte ein Mann in der Therapie zu einem Bild, das er gemalt hatte und das einen Abgrund zeigte.

Wir verstanden die Abgründe als Metapher für die existenzielle Bedrohung, die Leute mit transtraumatischen Erfahrungen in sich tragen und die so einen Ausdruck findet.

In unseren therapeutischen Begegnungen, in Untersuchungen und Befragungen zur „Zeit danach", der Zeit nach einer traumatischen Erfahrung sexueller Gewalt, hörten wir Antworten und Aussagen, die das Verständnis erweiterten und vertieften.

Viele der Befragten sagten wörtlich oder sinngemäß, sie wären durch die Erfahrung sexueller Gewalt und das Alleinsein danach „aus der Welt gefallen". Sie erlebten sich als nicht mehr zugehörig zur Welt und beschrieben dies mit den Bildern, als wäre eine Kluft oder ein Abgrund zwischen ihnen und der restlichen Welt entstanden.

Sie selbst kamen über diesen Abgrund nicht hinweg, dazu hätten sie des Brückenbaus und der helfenden Hände anderer Menschen gebraucht. Gab es diese Hilfe, diese Unterstützung, diesen Trost nicht, trugen sie die Gefahr des Abgrundes in sich als Bild, als Gefühl, als Empfinden.

Offensichtlich wurde dieses Bild an die nächste Generation weitergegeben und verfestigte sich zu einem bildhaften Erleben der zweiten Generation. Auch hier wieder: ohne zu wissen warum.

6.18 Fürsorge und Solidarität

In den Konzentrationslagern, in den Schützengräben, in den Luftschutzbunkern und den Flüchtlingstrecks gab es Rohheit und Diebstahl, Kampf untereinander um das Überleben, Gewalttätigkeit – und es gab Fürsorge und Solidarität. KZ-Überlebende berichten zum Beispiel, dass sie von anderen Mitgefangenen plötzlich ein Stück Brot oder eine Suppe erhielten, als sie am Verhungern waren.

Gyorgy Gypri erzählt: „Ich habe in meiner therapeutischen Praxis beobachtet, dass es selbst unter den schrecklichsten und extrem unmenschlichen Umständen, den Aspekt der gegenseitigen Fürsorge und der Solidarität gab." (Gypri, zit. n. Virág 2000, S.198)

Und er zitiert einen Klienten, der erzählt, dass seine Fürsorglichkeit für ihn ein Weg war, seine Angst zu reduzieren: „Ich konnte meine Furcht im Lager vorübergehend überwinden, wenn ich anderen irgendwie helfen konnte. Ich hielt ständig Ausschau, ob es etwas zu ‚organisieren', das heißt zu beschaffen gab: ein paar Kartoffeln, etwas Gemüse. Wenn ich mir die anderen anschaute, sah ich, dass wir verhungern würden, wenn es uns nicht gelang." (a.a.O, S.199)

Wenn Kinder von solchen Erfahrungen ihrer Eltern Kenntnis erlangen, haben sie wahrscheinlich ein ungebrochenes Verhältnis zu Fürsorge und Solidarität. Die Not ist ebenso gegenwärtig wie die Einbindung in eine Gemeinschaft.

Ein eher gebrochenes Verhältnis zu Fürsorge und Solidarität kennen wir bei vielen Angehörigen der zweiten Generation, die von ihren Eltern zahlreiche Geschichten von der tollen Kameradschaft im Krieg, von den spannenden Abenteuern in den Lagern des BDM (Bund Deutscher Mädchen) manchmal bzw. immer wieder erdulden mussten. In solchen Erzählungen haben die Not, die Grausamkeit, die Unmenschlichkeit und Angst keinen Platz. Sie fallen dem großen Schweigen zum Opfer. Dadurch verwirrt sich das Wertgefüge: Kameradschaft, Fürsorge, Solidarität bekommen einen fatalen Beigeschmack.

Die Geschichten erzeugen somit in vielen Menschen der zweiten Generation Abscheu und Widerwillen, die sich manchmal nicht nur gegen die Geschichten, sondern die Eltern als Personen richten. Sie werden angeklagt, den Krieg und die Nazizeit zu verherrlichen. Manchmal haben die Kinder damit recht, doch oft enthalten diese Berichte auch einen Nachklang solcher Erfahrungen gegenseitiger Hilfe angesichts von Ohnmacht und Todesangst. Dies ist für viele Angehörige der zweiten Generation wichtig zu wissen, um sich in ihrer oft eigenartigen Ambivalenz von Ablehnung und Sehnsucht nach Eingebundensein, Fürsorglichkeit und Solidarität mit anderen zu verstehen.

Ein Interviewter erzählt:

„Mein Vater wollte nie in Urlaub. Er hat gesagt, er hätte im Krieg schon genug von der Welt gesehen. Ich habe das erst gar nicht verstanden, aber jetzt dämmert es mir. Für uns ist es ja selbstverständlich, dass wir hinfahren können, wo wir wollen, aber damals war das ja für die Jungs und Mädels ganz neu. Es gab keinen Urlaub, es gab keinen Tourismus, sie kamen in andere Länder und fanden das bestimmt toll, auch wenn es dann so böse endete. Meine Mutter erzählt immer, dass es ganz toll war, beim BDM zu sein. Sie hat zwar auch Heimweh gehabt und oft nachts geweint, aber die haben sich getröstet und waren in Zeltlagern mit Lagerfeuern und sind marschiert und haben viele Sachen unternommen, die sie zu Hause auf dem Hof nie machen konnten, das war eine ganz neue Welt für die. Ich fand die Geschichten immer abartig, aber jetzt kam mein Sohn von dem Ferienlager zurück mit Zelten und allem drum und dran und war genauso begeistert, wie meine Mutter früher. Das gibt einem schon zu denken." (19)

7 Anhaltspunkte in der Therapie: Was die Atmosphäre erzählt ...

Wie können wir als Therapeut/innen merken, dass eine Klientin oder ein Klient unter den Folgen transgenerativer Traumaweitergabe leidet? Diese Frage ist schwer zu beantworten und wir werden nicht so tun, als könnten wir einfache oder eindeutige Indikationen vorstellen. Wir können von unseren Wegen des Herantastens und Suchens erzählen.

Die Symptome transgenerativer Traumaweitergabe sind zuerst einmal die gleichen, die auch bei selbsterfahrenen Traumata auftreten, und reichen von geringem Selbstbewusstsein über Dissoziationen bis zu Schlafstörungen (s. Kap. 2 und 3). Doch es gibt einen wesentlichen Unterschied: Ein selbsterlebtes Trauma beruht auf einem Traumaereignis, dieses ist oft – zumindest, wenn es aus den Abgründen der Dissoziation im Laufe der therapeutischen Arbeit aufgestiegen ist – greifbar und feststellbar. Ein transgeneratives Trauma ist ein Traumaerleben ohne Traumaereignis und oft nur in der Atmosphäre spürbar. Dieser erste Hinweis – es gibt kein Traumaereignis, das das Ausmaß des Leidens erklären könnte – ist wichtig, doch in der Praxis nicht immer klar herauszuarbeiten. Denn auch traumatische Ereignisse von Klientinnen und Klienten können verdrängt und dissoziiert werden, also nicht sofort zugänglich sein, so dass es Zeit und Suche braucht, um festzustellen, ob es ein traumatisches Ereignis gab oder ob Symptome aufgrund einer transgenerativen Traumaweitergabe auftreten.

Hinzu kommt, dass wir oft Klientinnen und Klienten begleitet haben, die sexuelle Gewalt und andere Beziehungswunden erlitten hatten *und* gleichzeitig an transgenerativer Traumaweitergabe litten. Hier stehen immer zuerst einmal das selbsterlebte traumatische Ereignis und dessen Folgen für das Erleben im Vordergrund und müssen therapeutisch bearbeitet werden. Wenn die Klientin, wenn der Klient diese traumatische Erfahrung durchgearbeitet hat, wird sich manches in Haltung und Erleben ändern, doch oft bleiben einige Symptome bestehen und es bleibt in der Atmosphäre etwas Unerklärliches zurück. Die Klient/innen können es sich nicht erklären, sind v.a. dann, wenn sie schwere Traumata erleben mussten und ihnen in der Therapie begegnet waren, fassungslos über sich und der Meinung, dass es ihnen doch „eigentlich jetzt mal gut gehen müsste". „Was ist nur los mit mir?", ist die Frage, die sie sich immer wieder stellen. Von: „Ich bin so zornig auf mich", bis: „Ich könnte mich umbringen, dass ich immer noch nicht weiter bin, dass ich immer noch so schwach und lebensuntüchtig bin", reichen die Selbstbeschuldigungen. Die Atmosphäre im therapeutischen Raum der Begegnung ist bestimmt durch Verzweiflung, durch den Menschen tief erschütternde Zweifel an und Hader und Groll mit sich selbst. Und die Atmosphäre ist geprägt von Hoffnungslosigkeit und Zweifel an dem therapeutischen Weg, zu dem die Klient/innen aber selbst in dieser Phase auch rückwirkend keine Alternative der Bewältigung ihrer Verwundungen sehen. Wenn wir dann als Therapeut/innen in der Resonanz erleben, dass auch uns die Zuversicht in ein glücklicheres Leben der Klientin oder des Klienten, die uns gemeinsam weit getragen hat, abhanden zu kommen droht – spätestens dann könnte dies ein Hinweis darauf sein, dass es sich lohnt, genauer hinzuschauen, ob es traumatische Erfahrungen in der Generation zuvor gab, ob hinter dem selbsterlebten traumatischen Ereignis eine transgenerative Traumaweitergabe liegt.

Das erste Phänomen, das uns als Therapeut/innen einen Hinweis darauf gibt, dass ein transgeneratives Trauma vorliegen kann, liegt also darin, dass wir *nicht verstehen, was da eigentlich passiert, was da eigentlich mit der Klientin oder dem Klienten vorgeht.* Selbstverständlich geschieht dies oft und wir müssen uns in diesen Fällen allmählich einem Verständnis annähern. Doch wenn diese Annäherung nicht gelingt, wenn wir spüren, dass wir nicht verstehen, was da eigentlich passiert, wenn Erklärungszusammenhänge nicht greifbar werden, wenn die Reaktion eines Klienten oder einer Klientin nicht an Ereignissen, Ursachen und Hintergründen festzumachen ist, dann „liegt" ein grundlegendes Unverständnis „in der Luft". Dies ist im Grunde eine Resonanz: Wir spüren als Therapeutin oder Therapeut das Unverständnis der Klientin oder des Klienten.

Wir haben mehrmals in den vorherigen Kapiteln darauf hingewiesen, dass für Menschen, die an transgenerativer Traumaweitergabe leiden, das Besondere in dem Ungreifbaren liegt, daran, dass sie etwas erleben, *ohne zu wissen warum.* Diese Stimmung, diese Atmosphäre schwappt in der Therapie oft auf uns über, wir spüren sie in unserer Resonanz und darin kann ein Hinweis auf das Vorhandensein eines transgenerativen Traumas bestehen.

In der Arbeit mit Traumata, denen traumatische Ereignisse zugrunde liegen, gibt es anfangs solche eher diffusen Resonanzen auch, sie werden aber häufig zu konkreten Übertragungssituationen, konkreten Szenen, in denen wir als Therapeutin oder Therapeut eine Rolle zugeschrieben bekommen.

Bei der Arbeit mit Menschen mit transgenerativer Traumaweitergabe geschieht dies nicht. Da es kein Ereignis gibt, gibt es auch keine Szenen, die in der Therapie lebendig werden können und an denen wir durch Übertragungsprozesse beteiligt werden können. Das große Schweigen in der transgenerativen Traumaweitergabe äußert sich als Unbenennbares und Ungreifbares in der therapeutischen Situation und prägt die Resonanzprozesse. Dies ist sicherlich eine Schwierigkeit – auch Therapeut/innen haben lieber mit Greifbarem und Eindeutigem zu tun –, vor allem besteht darin aber die Chance, transgenerativen Traumata auf die Spur zu kommen. Dies gelingt nur, wenn wir unser Befinden und damit unsere Resonanzen in der therapeutischen Begegnung ernst nehmen. Oft wird die Wahrnehmung, dass etwas Unerklärliches in der Luft liegt, von Therapeutinnen und Therapeuten damit erklärt, dass sie selbst zu unerfahren oder zu inkompetent sind, die angemessenen Erklärungen zu finden. Das kann durchaus gelegentlich der Fall sein, und Selbstverunsicherung und -zweifel können ein Zeichen von therapeutischer Kompetenz sein, wir sollten aber darüber hinaus dieses Unerklärliche ernst nehmen als einen möglichen Teilaspekt der Resonanz mit der Klientin oder dem Klienten, der uns einen Hinweis gibt für Erlebenswelten der Klient/innen, in denen das große Schweigen und das Unerklärliche vorherrschen.

Ansonsten könnten wir alle Symptome transgenerativer Traumaweitergabe, die wir in den vorherigen Kapiteln herausgearbeitet haben, als mögliche Indikationen aufzählen. Doch diese Aspekte sind so zahlreich, dass sie in der Praxis als Indikationshandwerkszeug nicht handhabbar und deswegen nicht tauglich sind. In der Praxis ist für uns die beschriebene eigene Resonanz entscheidend. Als Anhaltspunkte kommen häufig hinzu:

» Posttraumatische Symptome, *ohne zu wissen warum* (s. Kap. 3);
» Begegnungen mit mindestens einer der vier Leeren (s. Kap. 4);
» die Feststellung von Leerstellen in der Identität (s. Kap. 5);
» zwei oder drei Aspekte der anderen Folgen transgenerativer Traumaweitergabe (s. Kap. 6).

Wenn in der Arbeit mit Klientinnen und Klienten Hinweise für diese oder einige dieser Symptomatiken auftreten, ist es richtig und notwendig, der Spur transgenerativer Traumaweitergabe nachzugehen.

Dies geschieht sehr unspektakulär und beginnt in der Regel mit einfachen Fragen: „Wann sind Ihre Eltern geboren?", „Was wissen Sie aus der Biografie ihrer Eltern?", „Wissen Sie, was sie in der Kriegs- und Nachkriegszeit erlebt haben?", „Wissen Sie oder erahnen Sie, ob Ihr Vater oder Ihre Mutter eine traumatische Erfahrung durchlebt haben?" Alles Weitere ergibt sich daraus.

Wir haben in unserer therapeutischen Arbeit gemerkt, dass sich durch die nicht nur zufällige und vereinzelte, sondern um grundsätzliche Aussagen und Zusammenhänge ringende Beschäftigung mit der transgenerativen Traumaweitergabe die Achtsamkeit für die Problematik und die Qualität der Arbeit erhöht hat. Den Klient/innen eröffneten sich neue Bereiche der Auseinandersetzung mit ihrer Geschichte, ihrer Gegenwart und ihrer Zukunft. Ganz besonders wichtig, und dies möchten wir noch einmal betonen, ist uns der Aspekt transgenerativer Traumaweitergabe bei den Klientinnen und Klienten geworden, die eigene traumatische Erfahrungen bei uns oder bei anderen Therapeutinnen und Therapeuten bearbeitet hatten und bei denen „etwas hing", wie es beispielsweise eine Klientin ausdrückte. Hier hat die Erweiterung der Traumatherapie durch den Aspekt der transgenerativen Traumaweitergabe in besonderer Weise Früchte getragen.

8   Wie helfen?

Wir werden Hinweise und Erfahrungen aus unserer therapeutischen Arbeit mit
Menschen, die unter transgenerativen Traumata litten oder leiden, auf zweierlei
Arten weitergeben: Wir wollen einige Essentials vorstellen, die uns als Grundlage
unserer therapeutischen Arbeit dienen und als Gemeinsamkeiten in der Arbeit
auffielen. Und zweitens wollen wir einige Praxisbeispiele beschreiben, Auszüge
aus Therapieprozessen, an denen unsere Haltung und Arbeitsweise deutlich wird.
Am Ende eines jeden Praxisbeispiels, das Einblick in ein Steinchen eines großen
Therapie-Mosaiks ermöglichen soll, werden wir kurz Bezüge zu den Essentials
herstellen.

8.1   Essentials therapeutischer Arbeit mit transgenerativen Traumata

Ein Essential unserer therapeutischen Haltung ist Parteilichkeit für die Menschen,
die mit ihrem Leiden zu uns kommen. Das gilt für jede therapeutische Beziehung,
die wir eingehen. Wenn wir nicht grundsätzlich mit einem Klienten oder einer
Klientin parteilich sein können, wobei wir unserem eigenen inneren Ort der Bewertung verpflichtet bleiben, lehnen wir die therapeutische Begleitung ab.

Parteilichkeit hat bei der Arbeit mit transgenerativen Traumata eine ganz besondere
Bedeutung: Nur dann, wirklich nur dann, macht das Einbeziehen eines generatio-
nenübergreifenden traumatischen Erlebens Sinn, wenn es ein weiterer Schritt der
Klientin bzw. des Klienten auf dem Weg aus dem Leiden ist. Nur dann ist es hilfreich, wenn das Verständnis und das Mitgefühl für die vorherige Generation dem
eigenen Verständnis und dem Mitgefühl für sich selbst dient und so eine innere
Leere füllt oder die Brücke über einen inneren Abgrund baut.

Wir Therapeut/innen müssen diese Botschaft und Haltung so, wie wir sie auch in
diesem Buch immer wieder wiederholen, auch den Klient/innen in unserer therapeutischen Praxis immer wieder wiederholen. Wir müssen sie unserer Parteilichkeit immer wieder versichern. Unser Wunsch ist es, dass sie Frieden mit sich und

in sich finden mögen, was immer das für die Einzelne oder den Einzelnen heißen mag. Wenn Schweigen herrscht und Unkenntnis, dann ist es wichtig zu *reden*, zu *fragen* und sich zu *informieren*. Dies ist die Grundlage und der Boden für das Verständnis des Erlebens der „unbekannten" Generation und des eigenen Leidens. Als Therapeuten und Therapeutinnen geben wir dazu Anstöße und ermutigen wir. Wir fragen selber nach, auch wenn wir dabei unsere Scheu überwinden müssen, und machen dadurch die meisten Klientinnen und Klienten neugierig, selbst auf Informationssuche zu gehen. Wir reden über das Ungesagte und ermuntern dazu, auch im familiären Kontext das Unausgesprochene anzusprechen.

Doch ein Problem vieler Klientinnen und Klienten liegt darin, dass die Eltern nicht oder nicht mehr ansprechbar sind. Entweder sind sie gestorben oder sie können und wollen nicht über ihre Erfahrungen reden. In diesen Fällen regen wir an, andere Menschen zu fragen, Onkel, Tanten oder andere Verwandte der älteren Generation. Diese wissen meist vieles, wagten aber nicht, die Geschichten und ihr Erleben von sich aus zu erzählen, und sind meist froh oder zumindest bereit, gefragt zu werden. So eröffnet sich die Möglichkeit, Lücken in den Biografien und in der Familiengeschichte zu schließen, um Erklärungen für Unerklärbares zu finden.

Es ist ferner hilfreich und nützlich, Texte, Bilder, Filme zu betrachten, die den zeitgeschichtlichen Kontext traumatischer Erfahrungen der elterlichen Generation beleuchten. Wer die Autobiografie einer Frau liest, die sexuelle Gewalt erlebt hat, kann sich dadurch vielleicht in das, was die Mutter in ihrem Leben geprägt hat, hineinfühlen. Gleiches gilt für diejenigen, die sich mit den Erfahrungen der Menschen beschäftigen, die in der Kriegs- und Nachkriegszeit Traumata erleben mussten. Hier gibt es mittlerweile eine Fülle gut illustrierter, verständlicher, oft auch autobiografischer Berichte, manche reportagenhaft, andere eher historisch, wieder andere poetisch – alle geben ein Bild von dem, was unsichtbar war. Gegen das Schweigen hilft Reden, gegen das Verbergen hilft Schauen.

Oft erzählen uns Klientinnen und Klienten, dass Eltern, die jahrzehntelang über ihre Erfahrungen nicht reden konnten, dies können, wenn sie im Sterben liegen oder eine lebensbedrohliche Erkrankung durchstehen müssen. Hier scheinen sich oft die zuvor notwendigen Schutzbarrieren zu verringern. Die existenzielle Bedrohung durch Krankheit oder nahenden Tod (oder auch durch den Tod eines Partners oder einer Partnerin) fördern oft die Bereitschaft, sich mit den im Schatten verborgenen Teilen des eigenen Lebens auseinanderzusetzen und dies mit den

Kindern und anderen zu teilen. Auf diese Weise entsteht oft ein neues Zusammengehörigkeitsgefühl in einer Familie. Damit ein Mensch sich einer Gruppe, wie zum Beispiel einer Familie, zugehörig fühlen kann, braucht es neben Tiefgründigem auch den Tratsch und Klatsch, braucht es Informationen, wichtige wie unwichtige – Tabus können Zugehörigkeiten zerstören.

Wenn Menschen Informationen über wichtige Aspekte ihrer Geschichte erhalten, dann verändert sich auch der Bedeutungszusammenhang ihres Lebens. Söhne und Töchter haben oft, wie wir beschrieben haben, das in traumatischen Erfahrungen begründete Verhalten der Eltern auf sich bezogen und fühlten sich schuldig, ohne zu wissen warum. Menschen versuchen, Erklärungszusammenhänge herzustellen und ihr Verhalten und ihre Rolle in diesen Erklärungszusammenhängen einzuordnen. Wenn dann Informationen bekannt werden, die ein Verhalten erklären, unter dem man gelitten hat und für das man keine andere Erklärung fand außer Fremdheit, Verrücktheit oder Selbstvorwürfe, dann werden neue Zusammenhänge deutlich, historische Verkettungen und Kontexte. So erschließen sich *zusätzliche Deutungsmöglichkeiten*. Daraus ergeben sich neue Wahlmöglichkeiten, in der Welt zu sein und sich selbst und anderen gegenüber zu verhalten. Eine Klientin beschrieb das in der Therapie folgendermaßen:

> *„Es ist gut, diese weit zurückreichenden Verbindungen zu sehen und über sie sprechen zu können. Das nimmt mir total den Druck, für alles allein verantwortlich zu sein. Denn die anderen sind auch beteiligt. Ich trage einen Teil, der auf mehrere Schultern gehört."*

Wie in jeder therapeutischen Arbeit ist auch in der Arbeit mit transgenerativen Traumata die *Haltung* entscheidend, die die Therapeuten und Therapeutinnen in der Arbeitsbeziehung einnehmen. Für uns sind neben all dem, was selbstverständliche Grundlage unserer Arbeit ist, vor allem drei Aspekte in dieser spezifischen Tätigkeit wichtig:

Sich transgenerativen Traumata zu nähern, bedarf erstens eines suchenden Herantastens. Das Thema, die Wunden, die Quellen des Leidens sind nicht, zumindest nicht schnell, greifbar. Es bedarf meistens einer langsamen Annäherung, einer Suchbewegung. Diese suchende Haltung nehmen wir gemeinsam mit unseren Klientinnen und Klienten ein.

Wenn etwas verschwiegen wird, hat dies zweitens Auswirkungen und diese zeigen sich, wie wir ausführlich beschrieben haben, in vielen Phänomenen des Er-

lebens und des Lebens der Klientinnen und Klienten, die diese oft für „selbstverständlich" oder „Kleinigkeiten" halten. Unter einem enormen Druck zu stehen,
ohne zu wissen, wo dieser herkommt, ist für viele von ihnen oft zu einer zweiten
Natur geworden: „Ich kenne es nicht anders." Also muss unsere Haltung sein, zu
würdigen, was ist. Das beinhaltet, alle Phänomene ernst zu nehmen und zum Beispiel den Druck zu ermessen und das Druckerleben konkretisierend zu erforschen,
indem wir fragen: „Welche Farbe hat der Druck? Wo spüren Sie ihn im Körper?
Wenn der Druck ein Musikinstrument wäre, welches wäre er? Oder wie klingt
er?"

Und wir sind drittens Anwälte und Anwältinnen der Zusammenhänge. Klient/innen
kommen zumeist nicht von allein auf die Idee, dass ihr Leiden etwas mit traumatischen Erfahrungen der Väter oder Mütter zu tun haben könnte. Und wenn doch,
so ist es dennoch ein weiter Weg von diesem Wissen zum subjektiven Leiden.
Deswegen ist es wichtig, dass wir als Therapeutinnen und Therapeuten unsere
Ahnungen und Vermutungen ernst nehmen und entsprechend Fragen nach Zusammenhängen formulieren. Es geht nicht darum, dass wir transgenerative Zusammenhänge unterstellen oder behaupten, sondern dass wir ihre Möglichkeit er-
fragen.

Das nächste Essential transgenerativer Traumatherapie ist für uns die Nutzung
der vielfältigen Möglichkeiten kreativen Ausdrucks und kreativer Therapie. Wir
tun dies immer in unserer Arbeit und stellen regelmäßig fest, dass die Erlebens-
möglichkeiten durch Tanz und Bewegung, Kunst und Musik sinnvoll sind. In der
transgenerativen Traumatherapie sind sie häufig nicht nur sinnvoll, sondern unbedingt notwendig und oft der einzige Weg, um transgenerativen Zusammenhängen
auf die Spur zu kommen. Die Leere, das Nichts, das Schweigen – all das ist nicht
greifbar, für all das gibt es kaum Worte, vieles davon wabert im Erleben als Stimmung und Atmosphäre. Klänge und Farben, Materialien wie Stoff, Ton, Holz,
Zeitungspapier und Speckstein, Gesten und andere Bewegungen ermöglichen,
dass das Unbestimmte hörbar und sichtbar wird, greifbar und somit spürbar. Dann
braucht es auch Worte, unbedingt. Doch der Weg zu den Worten führt meist über
kreative Ausdrucksmöglichkeiten. Wenn es einen Bereich gibt, in dem gilt, dass
Worte allein nicht reichen, dann ist das die Traumatherapie und insbesondere die
therapeutische Arbeit mit transgenerativen Traumata.

Wenn das schwarze Loch des Schweigens hörbar, fühlbar, greifbar wird und sich neue Deutungszusammenhänge für das eigene Leben und Erleben erschließen, dann tritt fast immer das Gefühl der Trauer auf. Als Therapeut/innen begleiten wir beim *Trauern*. Trauern ist das Gefühl des Loslassens und somit ein notwendiges Durchgangsstadium, damit sich Menschen von den traumatischen Erfahrungen der Elterngeneration lösen können. Wenn Menschen nicht trauern können oder in ihrer Trauer feststecken, dann verharren sie im Traumaerleben, ganz gleich welcher Generation sie angehören. Wir Therapeutinnen und Therapeuten ermutigen deswegen die Klient/innen, diese Erstarrung aufzuweichen und den Weg des Trauerns zu beschreiten.

Das nächste Essential betrifft die Beschäftigung mit dem *inneren Kern* eines Menschen. Der innere Kern eines Menschen ist weder auf dem Röntgenschirm noch im Blutbild zu erkennen, aber er ist ein innerer Ort, den Menschen erleben. Egal wie er bezeichnet wird, ob als Ort der Bewertung oder als unzerstörbarer Kern, immer ist er von besonderer Bedeutung dafür, wie Menschen sich und ihre Welt erleben. Menschen mit traumatischen Erfahrungen sind in ihrem inneren Kern oft sehr verunsichert, verletzt, manchmal wird er als ruiniert und kaum noch zugänglich oder spürbar erlebt. Wir arbeiten in der Therapie immer wieder daran, ihn zu finden und zu stärken. Er braucht Nahrung, er braucht Bestätigung, er braucht Spielraum, muss wachsen und sich ausprobieren können im geschützten Raum der Therapie.

Verletzungen des inneren Kerns finden wir bei Menschen, die traumatisiert sind, und bei Kindern und Eltern traumatisierter Menschen. Sie leiden, wie wir beschrieben haben, an einem geringen Selbstwertgefühl und haben oft rigide Bewertungssysteme der Eltern und Großelterngeneration mit viel Abwertung erfahren. Wenn strenge Werte und Bewertungen einem Menschen übergestülpt werden, dann hat der innere Kern wenig Raum, eigene Werte und Wertigkeiten zu entwickeln. Bei Menschen mit transgenerativen Traumaerfahrungen zieht sich die Arbeit am inneren Kern deshalb wie ein roter Faden durch die therapeutische Praxis.

Eine weitere Orientierung, die wir für äußerst hilfreich halten, ist die Orientierung am *Und*. Wir haben Verständnis für die Leiden der Eltern *und* wir unterstützen die Töchter und Söhne, ihr eigenes Leiden zu überwinden. Wir begleiten unsere Klientinnen und Klienten darin, Mitgefühl für die traumatisierte Elterngeneration zu haben, *und* wir unterstützen sie in ihrem Mitgefühl für sich selbst. Wir wissen um die Schutzfunktion des Schweigens vieler traumatisierter Menschen *und* wir unterstützen die transtraumatisierten Kinder in ihrem Wunsch, dieses Schweigen zu durchbrechen. Wir unterstützen und ermutigen Klient/innen, wenn sie sagen: „Ich liebe meine Eltern *und* ich möchte mich trotzdem von ihnen mehr lösen", ebenso wie wenn sie sagen: „Ich verstehe meine Eltern *und* ich möchte sie nicht verstehen, weil sie mir zu viel Böses angetan haben." Wir sind Anwälte des *Und*.

Der grundlegende Weg, mit dem wir Menschen begleiten, die an transgenerativ weitergegebenen Traumata leiden, besteht darin, *beiseite zu treten und sich aufzurichten*. Viele Klientinnen und Klienten wollen sich aufrichten und strengen sich dafür in extremer Weise an. Doch der erste Schritt besteht meist im Beiseitetreten, weil man sich im Schatten oder in der Reichweite des Traumas nur schwer aufrichten kann. Einen Schritt beiseitezugehen und sich aus dem Bann des schwarzen Lochs zu lösen und dabei Hilfe zu erhalten, bietet oft die Chance, auf sich und seine Situation, seine Gefühle usw. zu schauen und den Boden zu spüren, den eigenen. Dann ist es möglich, sich aufzurichten, in jeder Hinsicht, damit sich die Person aufrecht und aufrichtig in ihrem Leben und in der Welt bewegen kann. Unter Aufrichten verstehen wir gerade nicht das „Trotz-alledem" im Sinne des Verhärtens, verstehen wir nicht das „Zähne-zusammen-Beißen" und Durchhalten, mit dem viele ältere Menschen die Kriegs- und Nachkriegserfahrungen durchgestanden haben, und auch viele jüngere Menschen die Schrecken sexueller Gewalt oder anderer traumatischer Ereignisse überlebten. Wir meinen ein Aufrichten, das Boden hat und fließend und durchlässig ist, das selbstständig erfolgt und Hilfe annehmen kann. Wir meinen ein Aufrichten, das beweglich bleibt, nicht um über anderen zu stehen, sondern um wahrhaftig zu sein und seiner selbst bewusst: So bin ich, das bin ich, so möchte ich mich in der Welt bewegen und so bewege ich mich in der Welt.

8.2 Praxisbeispiele

8.2.1 Der Todesstreifen

Eine Klientin mit langer Therapieerfahrung, die die Bearbeitung ihres eigenen Traumaereignisses einschloss, berichtet: Sie ist wieder einmal morgens um fünf Uhr wach geworden. Diesmal weiß sie, was sie erschreckt hat. Im Traum ist ein Auto direkt auf sie zugefahren. Sie weiß noch, dass sie beim Aufwachen ganz er-

staunt war, dass das Auto kurz vor ihr gestoppt und sie nicht überrollt hat. Sie weiß überhaupt nicht, was sie mit diesem Traum anfangen soll, gleichzeitig ist sie erleichtert, endlich einmal etwas „in der Hand zu haben", was sie erschrocken aufwachen ließ.

Die Therapeutin bittet sie, sich mit dem Auto zu identifizieren und den Traum aus dieser Perspektive zu erzählen. Das gelingt nicht. Stattdessen sieht die Klientin jetzt, im Moment des Erzählens vor ihren inneren Augen, dass in diesem Auto ihr Vater sitzt und sie mit sehnsuchtsvollen Augen anschaut. Ihr Vater in dem Auto ist jung (real 1922 geboren), sie schätzt ihn auf 20 bis 25 Jahre. Sie selbst sieht sich als Jugendliche oder junge Frau und spürt, wie ihr Vater und sie sich anschauen. Sie nimmt ihn deutlich wahr, wie er hinter einer Glasscheibe sitzt. Wichtig sind die Augen, die ihres Vaters und ihre eigenen, die sich gegenseitig in Bann halten.

Die Therapeutin fragt nach: „Wie geht es Ihnen, wenn Sie ihm in die Augen schauen und er in Ihre?"

Die Klientin spürt, dass zwischen ihr und ihrem Vater diese Glasscheibe eine große Rolle spielt und redet von einem „Streifen dazwischen", einem Streifen zwischen ihr und ihrem Vater.

„Was ist in dem Streifen? Was passiert da?"

Einen kurzen schrecklichen, zunächst unfassbaren Moment lang, sagt sie später, zieht geisterhaft blass das Bild eines Gehängten vor ihrem Auge vorbei, strömt von rechts nach links durch das innere Bild. Sie öffnet die Augen, schaut die Therapeutin an und sagt: „Es ist ein Todesstreifen. Ich weiß es ganz genau, es ist ein Todesstreifen ... Und die sehnsuchtsvollen Augen meines Vaters hinter der Glasscheibe gehen mir nicht aus dem Kopf. Warum schaut der mich so an? Ich verstehe es nicht. Warum ist der Todesstreifen da? Zwischen uns? Was soll das?"

Die Therapeutin schlägt der Klientin vor, den Todesstreifen zu malen.

Die Klientin nimmt ein großes Blatt Papier und Ölkreiden, malt und erklärt. Oben am Bildrand ist ein braunes Oval mit einem orangefarbenen großen Punkt („Der sehnsuchtsvolle Blick"), darunter eine grüne Fläche („Die Berge Italiens"), links davon ein blau schraffiertes Feld mit einer Linie („Irgendetwas geht da ab"), unter der grünen Fläche der braunschwarze Todesstreifen, darin und davor ein dunkles Feld, das sie „meine Dunkelheit" nennt. Sie sagt dazu: „Das ist meine Dunkelheit, meine Angst, die mich immer wieder einholt, gerade morgens um fünf."

Als sie das Bild betrachtet, bleibt sie an der grünen Fläche in der Mitte hängen, den „Bergen Italiens". Ihr fällt ein, dass ihr Vater gegen Kriegsende in Italien als

Soldat eingesetzt war. „Ich sehe in seinen Augen den Blick auf die erschossenen, aufgehängten, vergewaltigten Menschen und Kinder. Ich vermute jetzt, dass mein Vater diese Kinder gesehen hat, wenn er mich angeschaut hat. Sein Blick hat sich in mich hineingebohrt, sein sehnsuchtsvoller Blick nach Rettung, nach Heilsein, nach Glücklichsein. Denn ich weiß ja auch, dass er in mir seine Sehnsucht wiedergefunden hat. Er hat mich sehr gewünscht und dennoch war da immer etwas dazwischen. Die Glasscheibe, die ich als Jugendliche als Gummiwand erlebt habe und gegen die ich mein Leben lang verzweifelt angerannt bin. Diese Scheibe, diese Gummiwand ist mein Leben lang geblieben. Die Unberührbarkeit. Nur manchmal konnten wir als Erwachsene winzige Momente lang die Hand nacheinander ausstrecken. Meistens blieb Sarkasmus von seiner Seite und Missachtung von meiner Seite zwischen uns stehen. Er nannte mich dann bizarr – und das hörte sich in meinen Ohren alles andere als gut an.“ In der weiteren Stunde erzählt die Klientin viel über die Beziehung zwischen ihrem Vater und ihr.

Kurzkommentar:

Die Klientin hat über ihre Imagination, den Traum sowie das gemalte Bild, einen Zugang zu etwas gefunden, was bisher nicht in Worte zu fassen war, aber ihr Leben sehr bestimmte: die unsichtbare Wand zwischen ihr und ihrem Vater. Die inneren und die gemalten Bilder ermöglichten ihr, Verbindungen zwischen den traumatischen Erfahrungen des Vaters und der Art und Weise, wie er sich ihr gegenüber verhielt, zu ziehen. Dies ließ ihr Leiden oder ihre Kritik nicht plötzlich verschwinden, eröffnete aber neue Deutungszusammenhänge und ermöglichte ihr, einen Schritt beiseitezutreten. Der innere Kern, das Selbstbewusstsein, kann sich entwickeln, wenn unterschieden werden kann zwischen dem, was zu anderen gehört, in diesem Fall dem Vater, und dem, was ihres ist und sich auf sie bezieht. Dies geschah in der weiteren therapeutischen Begleitung.

8.2.2 Schattenbewegung

Die gleiche Klientin des letzten Beispiels berichtet in der nächsten Stunde, dass sie immer noch gegen fünf Uhr wach werde, dass es aber nicht mehr so „schlagartig“ sei. Ihr Erschrecken sei nicht mehr so groß bzw. die Angst kleiner geworden, weil sie sofort wüsste, dass sie sich wahrscheinlich im Traum wieder einmal am Rande des Todesstreifens gefühlt habe oder in ihn hineingeschaut hätte. Diese Erklärung würde sie augenblicklich beruhigen.

Nur die Lähmung in den ersten Stunden nach dem Aufwachen sei geblieben, das Gefühl nicht aufstehen zu können.

Die Therapeutin fragt sie nach ihrem Körpererleben, wenn sie sich in das morgendliche Liegen ein wenig einfühle. Die Klientin antwortet: „Ich fühle mich gebunden." Dabei macht sie unbewusst eine Bewegung mit der rechten Hand, die vom Herzen wegführt, als würde sie ein liegendes Fragezeichen (ohne Punkt) nachzeichnen.

Die Therapeutin macht sie auf diese Schattenbewegung aufmerksam, spiegelt sie ihr und bittet die Klientin, die Bewegung bewusst zu wiederholen, um ihr deutlich nachzuspüren. Die Klientin schließt die Augen, lehnt sich weit nach hinten in den Sessel, wiederholt die Bewegung zwei-, dreimal und sagt: „Ich sehe Leichen. Ich sehe einen Lastwagen vollgepackt mit Leichen. Alle irgendwie in Weiß, in weiße Tücher gewickelt. Und ich sehe meinen Vater, wie er die Leichen auf den Wagen packt. – Oh Gott, mein Vater war Sanitäter und ich sehe ihm an, wie er weg will. Weg von diesem Ort, weg von diesen Leichen. Und ich sehe, ich spüre das, wie sehr er weg will, fliehen will – und nicht kann. Ja, auch das spielt sich im Todesstreifen ab. Nicht nur die Gehängten und die Deserteure und die Erschossenen, auch die vielen Leichen. Ja, genauso ist es: Ich fühle mich nicht tot morgens, aber gebunden. Ich kann nicht mehr aufstehen ... "

Klientin und Therapeutin stellen gemeinsam fest, dass sich diese Bewegung in vielem wiederfindet: darin, wie im inneren Bild der Klientin Leichen in Tücher eingeschlagen werden, in der „Schlagartigkeit" ihres Wachwerdens und im Bild der letzten Stunde. Dort befand sich an der Grenze des Todesstreifens und der Berge Italiens eine verwischte Linie, die damals unerklärlich blieb, heute aber ähnlich aussieht wie die Bewegung, die die Klientin als Schattenbewegung gemacht hat.

Kurzkommentar:
Auch diese Entdeckung bringt der Klientin mehr Selbstverständnis und Ruhe, unterbricht ihre Automatismen von Angstabläufen. In Schattenbewegungen (s. Baer/Frick-Baer 2001/08) verdichten sich viele transtraumatogene Erlebensmomente.

Die Klientin hatte sich vorher sehr viel mit ihrer Mutter und deren delegierter Angst beschäftigt. Ihr Vater hatte bis zu diesem Moment keine Bedeutung gehabt. Die Traumata des Vaters und deren Wirkung auf ihr Leben waren vollkommen unbewusst geblieben, in der Tiefe ihres Unbewussten verschwunden.

8.2.3 Der volle Rucksack

Eine Klientin, Mitte 40, klagt über die „schwere Last", die sie mit sich herumtrage und die sie niederdrücke. In der Therapie schaut der Therapeut mit ihr einige Be-

lastungen des Alltags an, doch das Gefühl, eine schwere Last zu tragen, verringert sich kaum.

Er bittet schließlich die Klientin, ihre Last mit den im Therapieraum vorhandenen Materialien zu gestalten. Die Klientin greift nach einem großen Tuch, breitet es vor sich aus, zerknüllt zahlreiche Seiten Zeitungspapier und legt diese Papierbälle auf das Tuch. Dann faltet sie es zusammen, verknotet es so, dass es wie ein Rucksack wirkte, und legt es sich auf die Schulter.

„Eigentlich ist das ja ganz leicht, aber mir kommt es unglaublich schwer vor."

Sie steht dort gebückt, ja fast gekrümmt unter einem Beutel voller Zeitungspapier, der für sie eine schwere Last ist.

„Ich komme mir vor wie ein Jammerlappen. Ich weiß ja, dass da nichts ist und dass es eigentlich ganz leicht sein müsste. Meine Kinder sind außer Haus, ich habe Zeit und genug Möglichkeiten, um zu tun, was ich will, aber ich stöhne."

Der Therapeut fragt: „Durfte man in Ihrer Herkunftsfamilie stöhnen und klagen?"

„Nein, auf gar keinen Fall. Meine Mutter sagte immer, wer klagt, verliert. Sie war so tapfer, egal was war, und sie ist es immer noch, auch wenn sie jetzt sehr krank ist."

Der Therapeut schlägt der Klientin vor, den vollen Rucksack einmal abzusetzen und die Papierkugeln nach und nach herauszunehmen, wenigstens eine, und sich anzuschauen, woraus diese Last bestünde.

Die Klientin lege den Sack voller Papierkugeln vor sich hin und sagt: „Das sind richtige Mühlsteine."

Dann greift sie durch eine offene Falte des Tuches hinein, holt zögernd eine Papierkugel heraus, hält sie auf ihrer offenen Handfläche und schweigt.

Der Therapeut fragt: „Welcher Stein, welcher Mühlstein könnte das sein?"

„Das ist, dass ich mich nicht entscheiden kann, das ist oft so, dass ich nicht weiß, was ich will. Manchmal sogar beim Fernsehschauen, dann kann ich mich nicht für ein Programm entscheiden und schalte hin und her und verpasse beide Filme und dann halte ich mich für abartig."

Sie greift nach der nächsten Papierkugel, nach dem nächsten „Stein". Wieder hält sie die Kugel lange in der Hand und sagt schließlich: „Ich weiß nicht, was das ist, eigentlich ist das nichts, aber das ist etwas."

Ihr Atem stockt und sie bekommt feuchte Augen. „Was fühlen Sie jetzt?"

„Ich werde traurig, aber ich weiß nicht warum."

Der Therapeut fragt nach, doch die Klientin findet keinen Anhaltspunkt dafür, was sie gerade traurig macht.

„Was spüren Sie jetzt in Ihrem Körper?"

  „Jetzt kommt es mir vor, als würde der Stein in mir sein."

  „Wo?"

  „Hier oben über dem Herzen."

Sie legt auf Anregung des Therapeuten eine Hand auf diese Stelle, um zu spüren, was sie wahrnimmt. Nach langem Schweigen und einigen Tränen sagt sie: „Ich sehe nur meine Mutter, sonst nichts. Da ist nichts."

  Der Therapeut fragt: „War Ihre Mutter oft traurig?"

  „Nein, nie. Nur versteckt. Ich habe das manchmal gedacht, als ich als Kind schon größer war, aber gezeigt hat sie das nie."

  Sie suchen noch einige Zeit weiter nach schmerzlichen und traurigen eigenen Erfahrungen, dann schlägt der Therapeut ihr vor, doch einmal ihre Mutter zu fragen, ob es etwas gäbe, was sie in ihrem Leben traurig gemacht habe, von dem sie aber nicht erzählen konnte.

  Zur nächsten Stunde kommt die Klientin in heller Aufregung. Kaum hat sie den Raum betreten, erzählt sie: „Ich habe meine Mutter gefragt und ich bin immer noch fassungslos. Meine Mutter ist als Kind in einer Stadt gewesen, die bombardiert wurde. Sie überlebte, aber ihre Schwester, ihre kleine Schwester, starb ..."

  Sie erzählt vieles, was sie von ihrer Mutter erfahren hat, das „Da ist nichts" wird zu einem konkreten Verlust und einem fühlbaren Schmerz. Auch bei den weiteren Steinen aus ihrem Rucksack kann sie einige finden, die unmittelbar zu ihr gehören, und einige, die sie für ihre Eltern trägt.

Kurzkommentar:

In diesem kleinen Auszug zeigt sich das Phänomen der „großen Last", ein häufiges Symptom transgenerativer Traumaweitergabe. Durch die Gestaltung wird das „Nichts" greifbar und auch körperlich spürbar. Der Therapeut als „Anwalt der Zusammenhänge" gibt den Anstoß in der gemeinsamen Suchbewegung, die Mutter zu befragen. Die Klientin erhält dadurch neue Informationen und kann Bedeutungszusammenhänge ihres Lebens und ihres Erlebens herstellen, die ihr Erleichterung verschaffen und sie aus dem Gefangensein in der Schwere lösen.

8.2.4 „The next generation" und „The last generation"

Eine Klientin beschäftigt sich sehr mit der Härte ihrer Mutter. Hart gegen sich selbst und gegen andere, kaum Gefühle zeigend, anspruchsvoll und voller Druck, so schildert sie ihre Mutter und beschreibt die Schwierigkeiten, die sie damit hatte und hat. „Ich will nicht so werden wie sie und manchmal entdecke ich doch Züge von ihr an mir und das erschreckt mich.“

Der Therapeut schlägt ihr vor, nach der Methode „The next generation“ (siehe Baer 1999/2008) zu arbeiten. Sie malt mit flüssigen Farben ein großes Bild ihrer Mutter, erzählt dabei noch mehr über sie und legt dann ein großes Blatt Papier über das Mutterbild, zieht es ab und legt das neue Bild mit den Farbabdrücken daneben. (Die Methode heißt „The next generation“, weil auf diesem gestalterischen Weg die erste Generation gemalt und dann über den Abdruck einiges von der ersten Generation als Grundlage in ein Selbstbild der zweiten Generation übernommen und gleichzeitig verändert werden kann.) Also fordert der Therapeut die Klientin auf, auf dem Blatt mit den wenigen Farbabdrücken des Mutterbildes nun ein Selbstbild zu gestalten: „Sie haben auf dem Papier, auf dem Ihr Bild entstehen wird, einiges von dem Ihrer Mutter übernommen, aber Sie haben auch einiges in Ihrem Leben hinzugefügt und etwas Eigenes daraus entstehen lassen und das können Sie auch im Bild und in der Gestaltung tun.“

Die Klientin greift zu Farben, beginnt am oberen Bildrand ihr eigenes Bild neu zu gestalten, farbenfroh und vielfältig, und tut das Gleiche am unteren Bildrand. Doch in der Bildmitte zögert sie und unterbricht ihre Arbeit. Nach einigem Sinnieren sagt sie: „Da ist etwas bei meiner Mutter, das mich stört. Das will ich nicht.“ Sie nimmt einen Spachtel, kratzt diese Farbe von dem Bild ab und schmiert sie auf ein DIN-A-4-Blatt.

Nun kann sie weiterarbeiten und ihr Bild weitergestalten, auch in der Mitte, über die nun nur noch spärlichen Reste aus dem Abdruck des Mutterbildes hinweg. Als sie das Bild schließlich fertiggestellt hat, ist sie sehr zufrieden. Sie entdeckt einige Seiten ihrer Mutter in einigen Farben und einigen Formen, aber: „Das bin ich, das ist mein Bild. Das ist nicht meine Mutter. Ich habe etwas übernommen, aber ich habe mein Eigenes daraus gemacht.“ Dies kann sie nun auch konkreter benennen und unterhält sich mit der Therapeutin darüber. Als sie das Bild am Ende der Stunde zum Trocknen in einen Nebenraum bringt, will sie erst das DIN-A-4-Blatt mit den Farbresten, die sie aus der Mitte ihres Bildes mit dem Spachtel entfernt hat, wegwerfen. Doch dann zögert sie und fragt: „Darf ich das auch aufheben?“

Sie legt das Papier in ein Regal im Materialraum. In der nächsten Stunde sagt sie, dass sie dieses DIN-A-4-Blatt noch sehr beschäftigt habe. Sie wäre sehr froh aus der Stunde nach Hause gegangen, hätte aber am Tag darauf und auch später immer wieder einmal an dieses Blatt und diese Farbe denken müssen. Sie holt das Blatt wieder hervor und betrachtet es.

„Das ist ein schmutziger Fleck, richtig widerlich ... Mir wird ganz schlecht."

Sie spürt Ekel und geht auf die Suche nach den Quellen, nach einer Ekelerfahrung in ihrem Leben, die das Ausmaß ihres Gefühls erklären würde, findet aber keine oder zumindest keine nennenswerten. Schließlich merkt sie, dass die Farbe sich zwar auch auf ihrem Selbstbild befunden hatte, aber ursprünglich aus dem Bild der Mutter stammte. „Vielleicht gehört der Ekel zu meiner Mutter? Vielleicht hat die ja einen dunklen Fleck auf ihrer ach so weißen Weste?" Über einen weiteren Prozess, den wir hier nicht genauer beschreiben wollen, findet sie mit Hilfe einer Tante heraus, dass ihre Mutter nach einer sexuellen Gewalterfahrung einen Selbstmordversuch unternommen und daraufhin einige Monate in einer Klinik zugebracht hat. Sie hat nie darüber reden können und verbirgt ihre Not und ihre Verzweiflung unter Härte gegen sich selbst und ihre Umgebung, einer Härte, die sie offenbar zum weiteren Überleben braucht. Als der Klientin dies klar wird, entwickelt sie Verständnis und Achtung für das Leid ihrer Mutter und bleibt gleichzeitig dabei, ihren Schmerz zu würdigen und sich selbst darin ernst zu nehmen, wie gnadenlos hart es für sie war und ist, unter der Härte ihrer Mutter gelitten zu haben und noch zu leiden. Sie will ein neues Bild ihrer Mutter malen. In die Mitte legt sie das DIN-A-4-Blatt mit dem „schmutzigen Fleck", aus dem heraus und um den herum eine lodernde Flamme des Leides entsteht. Die Flammen sind umschlossen von den Ecken und Kanten und den Härten, die die Mutter zusammenhalten. Sie nennt dieses Bild „The last generation": „Mein erster Gedanke war: ‚The lost generation'. Aber ‚The last generation' ist glaube ich besser, weil ganz verloren ist sie ja nicht."

Kurzkommentar:

Über die beschriebenen gestalterischen Methoden können Klient/innen und Therapeut/innen die Weitergabe zwischen den Generationen gut erfassen. Immer wieder gibt es dabei Überraschungen, Zögern, Stockungen, die wertvoll sind und weitere Hinweise und Einsichten in mögliche transgenerative Traumaweitergabe beinhalten können.

8.2.5 Wie klingt Leere?

Eine Klientin sagt, sie fühle sich „so leer". Sie wisse auch gar nicht, was sie wolle und solle. Sie wisse gar nicht, was sie heute und vielleicht ja auch überhaupt in der Therapie solle, sie habe doch „nichts".

Die Therapeutin bittet sie, ein Musikinstrument auszuwählen und dieses „Nichts" oder die „Leere", die sie spürt, erklingen zu lassen.

Die Klientin wählt eine große Rahmentrommel, setzt sich mit ihr in einen Sessel und beginnt, mit einem Finger leicht und schnell auf die Trommel zu schlagen. Doch diese Töne verklingen, wie im Nichts ... Dann streicht sie mit ihren Fingerkuppen über das Trommelfell, langsam, leise, kreisend ... Immer wieder.

„So klingt meine Leere", flüstert sie, als wage sie nicht, durch laute Geräusche die stillen Klänge zu unterbrechen. „Was sagt Ihr Herz dazu?"

„Das ist ganz laut. Viel lauter als die Leere. Das ist ganz aufgeregt."

Die Therapeutin bittet die Klientin, weiter die Töne auf der Rahmentrommel erklingen zu lassen und dabei auf ihr Herz zu hören. Die Klientin spielt und spielt ... – plötzlich schlägt sie mit der Handfläche hart auf die Trommel und ruft: „Mein Herz hält das nicht mehr aus. Das will nicht mehr still sein!" Und sie schlägt in dem gleichen Rhythmus, in dem sie anfangs mit den Fingerkuppen auf das Fell geklopft hat, nun mit der ganzen Handfläche, laut auf die Trommel.

„Was hören Sie?"

„Marschierende Soldaten", antwortet die Klientin und überrascht sich selbst. Die erste Tür zum transgenerativen Trauma ist geöffnet.

Kurzkommentar:

Die Erfahrungen der Leere sind nicht einfach nur etwas, das nicht „da" ist. Erfahrungen der Leere werden gelebt und sind leibhaftige Erfahrungen. Aus ihnen können Klänge und Bewegungen entstehen, Farben und Gestalten. Nehmen Therapeut/innen ernst, was ist – wie in diesem Fall das „Nichts" und die „Leere" –, und laden ein, dem Ausdruck zu verleihen, können Prozesse in Gang kommen, die zu dem führen, was sich hinter der Leere und in der Leere verbirgt. So wie Klient/innen und Therapeut/innen gemeinsam auf die Suche gehen, werden sie oft auch gemeinsam überrascht.

8.2.6   Wer aufgibt, versinkt!

Ein Mann kommt in die Therapie und weiß nicht, wie es ihm geht. Er sei ratlos, sagt er. Der Therapeut bittet ihn, einige Flaschen flüssiger Gouache-Farbe zu nehmen und im Vertrauen auf den Gestaltungsprozess „einfach so" ein Bild zu kleckern (Baer 1999/2008).

Der Klient nimmt ein großes Blatt Papier, greift nach und nach zu Flaschen verschiedener Farben, dreht sie auf den Kopf und lässt durch die schmale Öffnung Farbe auf das Bild kleckern. Es entsteht ein kleiner gelber Fleck („Das bin ich.") inmitten eines Feldes wirr durcheinander gleitender roter und brauner Farben, in dem sich viele schwarze Flecken befinden.

Der Therapeut fragt: „ Was sehen Sie? Was fällt Ihnen zu diesem Bild ein? "

„ Das ist ein Bild wie in dem Traum, den ich letztens bei einem sonntäglichen Mittagsschlaf gehabt habe. Da bin ich nur eingedämmert und bin ganz erschrokken, ja, verzweifelt aufgewacht. Ich war auf einem Kongress und hatte die Verantwortung für diesen Kongress. Es gab ein Problem nach dem anderen, aber diese Probleme habe ich gemeistert. Und hier ist das auch so auf diesem Bild, da wuseln ganz viele Leute herum und ich bin dazwischen und ich bin für alle verantwortlich und soll alles klären. Und irgendwie mit großer Anstrengung schaffe ich das auch. Aber dann fällt mir ein: Ich kenne das Programm des Kongresses gar nicht, nicht einmal das Thema, nicht die nächsten Vorträge, weiß gar nichts. Ich schaue in den Ankündigungen des Kongresses nach, auch dort findet sich nichts. Ich frage die Mitarbeiterinnen, die ich habe und die mir bei dem Kongress irgendwie helfen, aber auch sie hatten das Programm in den Ankündigungen vergessen und mir nichts davon erzählt, dass die Kongressankündigung gar kein Programm beinhalte ... Dann wache ich verzweifelt auf: Ich bin verantwortlich für etwas, das ich nicht kenne ... Das kommt mir in den Sinn. Ich bin verantwortlich für etwas, das ich nicht kenne. Das ist hier auch in dem Bild, das ist so. "

Der Therapeut fragt nach und sie unterhalten sich über die hohe Leistungsbereitschaft und Verantwortlichkeit, die der Klient aufbringt. Dabei wird deutlich, dass er sich oft überfordert fühlt und gleichzeitig gerne Leistung bringt, gerne arbeitet, gerne sehr intensiv und umfassend Verantwortung übernimmt.

„ Ich gehe nur leider manchmal dabei über meine Grenzen. Jetzt ist das schon besser, aber früher habe ich da wenig auf mich geachtet und wenn es eine Krise gab, dann habe ich nur noch mehr Pläne gemacht, vor allem Arbeitspläne, und noch mehr gekämpft. Durchhalten, das war und ist dann meine Parole! "

Sie reden darüber, wie sich dies konkret zeigt und welche Alternativen der Klient schon probiert hat, kommen dabei aber nicht wirklich weiter. Schließlich fragt der Therapeut: „Kennen Sie Menschen in Ihrer Familie oder auch außerhalb der Familie, die Sie in ihrem Leben begleitet haben, die ein ähnlich starkes Verantwortungsbewusstsein zeigen und ähnlich stark im Durchhalten sind? "

Der Klient überlegt nur kurz und antwortet dann: „Meinen Vater. Der war auch so. Der ist ja früh gestorben, aber er war auch so. Ganz viel Verantwortung und wenig Lohn, wenig Belohnung dafür. Und wenn es ihm schlecht ging, dann war er ein König im Durchhalten. Leider viel zu sehr. "

Der Therapeut erkundigt sich nach Wissenswertem über den Vater, über Ähnlichkeiten und Gemeinsamkeiten zwischen Vater und Sohn. Der Klient erzählt schließlich sehr warmherzig und gleichzeitig voller Bedauern, dass sein Vater so wenig Anerkennung gefunden habe für das, was er vollbracht habe. Er erwähnt, dass der Vater eine Schreinerlehre gemacht habe, dann aber erst nach dem Krieg in seinem Beruf arbeiten konnte, weil er als 17-Jähriger eingezogen und auf ein Minensuchboot kommandiert wurde. Als das Minensuchboot zur Sprache kommt, veränderte sich nicht die Stimme des Klienten, aber die Resonanz und Stimmung des Therapeuten und er fragt nach: „Wissen Sie etwas darüber, wie es Ihrem Vater auf dem Minensuchboot ergangen ist? Was er dort getan hat?"

„Ich weiß nur wenig darüber, er hat darüber nicht geredet. Einmal hat er erwähnt, dass die auf dem Boot nur eine durchschnittliche Lebenserwartung von wenigen Wochen hatten. Mehr weiß ich nicht."

„Was meinen Sie, wie es Ihrem Vater als 17-Jährigem auf dem Minensuchboot ergangen ist, wie er sich gefühlt hat?"

Der Klient sinniert ein wenig nach und antwortet dann: „Wahrscheinlich war er völlig überfordert. Das kann ein 17-Jähriger gar nicht durchhalten, doch er musste durchhalten. Wahrscheinlich wollte er da nur raus, aber es holte ihn niemand heraus."

„Auch Sie sind ein König des Durchhaltens, auch Sie sind im Traum und oft in Ihrem Leben überfordert."

Der Klient wird blass und beginnt zu weinen. Nach einiger Zeit meint er: „Da scheint es mir ähnlich zu gehen, wie es meinem Vater ergangen ist. Wenn mir alles zu viel ist, dann schreit es in mir auch: Holt mich heraus! Aber niemand holt mich heraus und auch ihn holte niemand heraus. Also bleibt nur, durchzuhalten. Diese Fähigkeit hat ja auch was Gutes, aber mein Vater hatte keine Wahl und ich anscheinend auch nicht. Wir müssen kämpfen, Schritt für Schritt, und dran bleiben. Mein Vater hatte keine Alternative, ich habe auch keine ... Nur: Er hatte einen Grund und ich eigentlich keinen."

Der Klient und der Therapeut unterhalten sich weiter darüber, dass wir Menschen „so ticken", wie der Therapeut es nannte, dass wir manchmal unbewusst den Überlebenskampf unserer Eltern weiterführen. Sie entdecken weitere Gemeinsamkeiten zwischen Vater und Sohn, aber auch Unterschiede. Der Klient arbeitet als Alternative zum Durchhalten seinen Weg heraus: innehalten.

Kurzkommentar:

Der Klient fühlt sich im Traum und in dem Bild verantwortlich für einen Kongress, dessen Programm er nicht kennt. So übernimmt er auch die Auswirkungen der traumatischen Erfahrungen seines Vaters, die dieser als 17-Jähriger gemacht hatte, „ohne das Programm zu kennen". Er konnte es nicht kennen, aber er konnte die

Auswirkungen der traumatischen Erfahrungen so sehr spüren, dass er sie in seine eigene Lebensweise übernahm, ja, zu seinem Lebensstil, seinem Lebensmuster machte. Diese Einsicht brachte noch nicht die Veränderung, war aber der erste Schritt der Veränderung, von dem aus weitere folgen konnten.

8.2.7 Die schwarzen Kissen und das schwarze Loch

Eine Klientin beschäftigt sich mit dem Ausklang ihrer Berufstätigkeit. „Ich habe Angst davor, in ein Loch zu fallen, wenn ich die Arbeit und die Arbeitskontakte nicht mehr habe", sagt sie, „und diese Angst nimmt zu und wird immer stärker."

Die Therapeutin schlägt ihr vor, die Angst zu verraumen: „Bitte geben Sie Ihrer Angst einen Platz hier im Raum und grenzen sie ihn mit Seilen ab."

Die Klientin überlegt und sagt dann: „Das sind eigentlich zwei Räume." Einen Raum bestimmt sie als den Raum „unbehaust und ungemütlich". Der andere liegt gegenüber: „Da, bei den schwarzen Kissen, das ist die Depression, das ist der schwarze Raum." Die Kissen sind eigentlich dunkelblau und hellgrau, doch für sie ist das der schwarze Raum.

Die Klientin steht an einem sicheren Ort, mit Abstand zu beiden Räumen.

„Auf welchen Raum wollen Sie zuerst schauen?", fragt die Therapeutin.

„Auf den schwarzen Raum. Der unbehauste Raum, den kenne ich. Der ist ungemütlich, den kann ich aber gestalten. Aber dieser schwarze Raum, der verhindert das, der ist irgendwie dazwischen."

„Was geschieht, wenn Sie auf den schwarzen Raum schauen?"

Sie schaut von ihrem Platz aus darauf und spürt dabei Atemlosigkeit und einen zunehmenden Druck im mittleren Brustbereich. Dieser Druck sei wie eine „Sucht", als würde sie tief hineingezogen in einen bodenlosen Brunnen, „hineingezwungen in den Brunnen, um dann ewig zu fallen".

Als die Therapeutin sie fragt, ob sie bereit sei, sich dem schwarzen Raum zu nähern, sich von ihm wie eine „Süchtige" anziehen zu lassen, macht sie sofort einige schnelle Schritte in Richtung dieses Raums. Die Therapeutin stoppt sie kurz vor der Grenze zum schwarzen Raum und bittet sie, einen Moment innezuhalten und ihrem Atem und ihrem Erleben nachzuspüren.

Die Klientin bleibt stehen, wartet einen Moment und sagt: „Wenn ich nicht renne, ist die Angst wieder da. Die war eben weg, aber jetzt – ganz doll." Sie wird panisch und blickt um sich, als wäre ihr gerade ein Gedanke gekommen.

Als die Therapeutin sie fragt, was ihr einfalle, erzählt sie: „Mir ist eingefallen, dass ich als Kind auch einmal so viel Angst hatte und richtig in Panik geraten bin. Da sind meine Eltern mit mir nach Hamburg gefahren, hatten aber kein Ho-

telzimmer. Da hatte irgendetwas nicht geklappt. Sie sind dann ausgestiegen und haben nach Zimmern gefragt. Ich blieb allein mit meiner Schwester im Auto. Da war ich gerade sechs Jahre geworden. Ich hatte so eine wahnsinnige Angst, sie würden für die Nacht kein Zimmer bekommen. Ich geriet regelrecht in Panik."

Die Therapeutin, die die panisch aufgeladene Atmosphäre am eigenen Leib spürt, fragt: „Kann Ihre Panik auch etwas mit der Angst der Eltern zu tun haben?"

Die Klientin überlegt, immer noch mit angstvoll geweiteten Augen: „Das kann schon sein. Mein Vater hat häufig Pläne gemacht, mit uns wegzufahren. Wenn dann alles vorbereitet und gepackt war, konnte er nicht und alles wurde abgeblasen ..." Und dann fällt ihr die nächste Geschichte ein: „Als mein Vater sechs war, musste er seinen kranken Vater pflegen. Die Mutter war arbeiten und die Geschwister nicht da. Der kranke Vater sagte zu dem 6-Jährigen: ‚Gib mir doch mal die Bettpfanne rüber.' Als sich mein Vater nach der Bettpfanne bückte, fiel sein Vater tot vornüber. Das hat er mir nie erzählt, das habe ich aber später von anderen gehört. Ich glaube, da muss er panische Angst gehabt haben ... Und er war den ganzen Tag allein mit seinem toten Vater, eingeschlossen in diesen dunklen, engen Raum. Der konnte nicht weg. Der war ganz allein, bis ihn jemand gefunden hat."

Sie reden weiter und die Klientin kann Verbindungslinien ziehen zwischen der Angst des Vaters und ihrer kindlichen Angst, die teilweise auch die Angst des Vaters gewesen war, sowie ihrer jetzigen Angst. Ihre Angst löst sich und sie kann in den „schwarzen Raum" gehen. Dort lehnt sie sich an die Kissen, weint ein wenig und sagt: „Ich merke, dass ich nicht in den Abgrund falle. Ich habe einen Boden." Von dort aus kann sie auf den Raum des „Unbehausten" ohne Angst, aber mit viel Trauer sehen: „So kann ich jetzt ein wenig ruhiger in meine Zukunft gehen."

Kurzkommentar:

Hier zeigen sich zwei Indikatoren, die einen Hinweis auf einen Zusammenhang mit einer transgenerativen Traumaweitergabe nahelegen. Wenn eine Klientin oder ein Klient etwas „eigentlich" kann, aber „etwas dazwischen" steht, das nicht greifbar ist und „dunkel" oder „ein Abgrund", dann ist dies der erste Hinweis. Der zweite ist die Maßlosigkeit. Die Art und Weise, wie die Klientin in Panik geriet und die Panik des sechsjährigen Kindes im Auto in Hamburg beschrieb, schien der Therapeutin weit über den Anlass hinauszugehen. Das schlimmste, was geschehen konnte, schien, eine Nacht im Auto statt im Hotelbett verbringen zu müssen. Nun ist das Ausmaß von Ängsten immer individuell unterschiedlich, doch dieses Ausmaß der Angst war für die Therapeutin der Anlass, nachzufragen, ob nicht auch noch eine Angst der Eltern zumindest als Verstärker mitspielte. Dies war der Fall.

Für den Vater war das traumatische Erleben des Todes seines Vaters mit Alleinsein verbunden. Die Tochter war im Auto allein (trotz ihrer Schwester) und ihr drohte Alleinsein durch den Verlust der beruflichen sozialen Kontakte. Auch das „Unbehaustsein" zog sich durch alle Geschichten hindurch. Der Vater wurde in das Zimmer seines sterbenden und toten Vaters gezwungen, in einer verzweifelten, „dunklen" und ganz sicher „ungemütlichen" Situation. Er wurde durch den Tod seines Vaters unbehaust. Die sechsjährige Tochter und ihre Eltern waren in Hamburg unbehaust, hatten keine Unterkunft. Und nun drohte der erwachsenen Tochter der Verlust der „Behausung" am Arbeitsplatz.

Solche Ähnlichkeiten können ähnliche Ängste produzieren. Das Aufspüren derartiger Zusammenhänge nimmt ihnen ihre Kraft, so dass der Boden wieder sichtbar und spürbar wird. Der Weg, diese Zusammenhänge aufzuspüren, bestand in dieser therapeutischen Einheit darin, sie ernst zu nehmen. Würdigen, was ist, das ist der Leitfaden. Wenn in jedem noch so kleinen Schritt Gefühle, Erinnerungen, Bilder, räumliche Vorstellungen, Körperwahrnehmungen und anderes Erleben gewürdigt werden, wird deutlich, was zusammengehört. Die Therapeutin ist nicht Anwalt transgenerativer Erinnerungen, sondern Anwältin des Erlebens und Anwältin der Achtsamkeit – dann werden transgenerative Zusammenhänge deutlich und erfahrbar. Die transgenerativen Zusammenhänge aufzuspüren, dient nicht irgendeinem Selbstzweck, sondern steht im Dienst der Verringerung und Überwindung des Leidens.

8.2.8   Der Stoff, aus dem die Trauer ist

„Alles, was ich anfasse, zerbröselt mir unter den Fingern. Ich bekomme nichts auf die Reihe, ich bin eine Chaotin ...", so beginnt eine Klientin, sich selbst zu beschimpfen und abzuwerten. Angeregt durch die Formulierung, dass ihr „alles unter den Fingern zerbrösele", schlägt der Therapeut ihr vor, ein Objekt aus Stoff zu gestalten, das sie selbst darstelle, so wie sie sich gerade empfinde und erlebe. Die Klientin greift in die Stoffregale und gestaltet intensiv ein Stoffobjekt. Als sie fertig ist, fragt der Therapeut: „Wie geht es Ihnen jetzt?"

„Besser als vorhin, ich habe etwas geschafft, das ist ja schon mal etwas", antwortet sie lächelnd. „Was sehen Sie?"

Die Klientin sieht ein Stoffgebilde aus verschiedenen Stoffarten und ist zwar stolz, dass sie etwas gemacht und geschafft hat, kann aber mit diesem Objekt kaum etwas anfangen. Sie betrachtet es, ermuntert durch den Therapeuten, von verschiedenen Seiten, befühlt es, betastet es, nimmt es in die Hand, legt es wieder hin, aber ihr innerer Bezug zu dem Objekt bleibt fade.

Schließlich entdeckt sie inmitten des Stoffobjekts einen weiß-rot geblümten Stoff und sagt: „Das ist ja irre, solch ein Kleid hat meine Oma immer getragen. Und meine Mutter später auch. Ich sollte auch aus solch einem Stoff ein Kleid tragen, als Kind, aber ich habe mich geweigert. Warum weiß ich auch nicht, aber ich habe mich geweigert."

In dem Moment, wo die Klientin dies äußert, verändert sich die Atmosphäre im Raum, die Spannung steigt, sie selbst gerät in Hochspannung und strahlt dies aus. Dem Therapeuten wird kalt, klirrend kalt. Er fragt: „Was spüren Sie jetzt?"

„Ich weiß nicht so recht. Da hat sich etwas verändert, das mit dem Stoff und dem Kleid und der Oma und der Mutter geht mir sehr nah und mir ist so, als wäre ich an etwas ganz Gefährlichem dran, als dürfe ich das nicht sagen und als dürfe der Stoff gar nicht in meinem Gebilde sein."

Therapeut und Klientin suchen noch ein wenig weiter, bis er schließlich sagt: „In mir entsteht gerade ein Bild und ein Empfinden von klirrender Kälte. Das mag mit Ihnen gar nichts zu tun haben, sondern mit mir, aber ich sage es Ihnen trotzdem. Und in mir entsteht die Frage, was Ihre Mutter und Ihre Großmutter im Krieg oder beim Kriegsende Mitte der 40er-Jahre erlebt haben. Wissen Sie darüber etwas?" Die Klientin ist erstaunt, geht aber sofort auf die Frage ein: „Meine Familie kommt aus dem östlichen Brandenburg. Ich weiß nur, dass sie zweimal geflohen sind. Mein Großvater war damals schon tot, im Krieg gefallen. Die Großmutter muss die Flucht organisiert haben, aber Genaueres weiß ich nicht."

Sie ist neugierig geworden, will ihre Mutter befragen.

Beim nächsten Mal ist sie kaum wiederzuerkennen, so klar und sicher sitzt sie da und kann erzählen:

„Ich habe meine Mutter gefragt und sie hat mir erzählt, dass sie als kleines Kind vor den Russen geflohen ist. Die Großmutter saß vorne auf dem Pferdewagen, sie daneben. Nach dem Kriegsende kehrten sie zurück und mussten dann ein Jahr später wieder aus der Heimat weg. Beide Male im Winter." Sie erzählt vieles davon und wie froh sie ist, von ihrer Mutter gehört zu haben und wie froh ihre Mutter ist, Gehör zu finden.

„Und das Dollste ist, dass beide Male bei der Flucht die Großmutter dieses rot-geblümte Kleid angehabt hatte. Es hieß danach das Lebensretterkleid."

Deswegen sei das Kleid an die Mutter weitergegeben worden und sollte auch an sie als Enkelin weitergegeben werden. Warum und wie dieses Kleid das Leben der Großmutter gerettet hat, weiß die Klientin nicht. Sie glaubt, zu erahnen bzw. herausgehört zu haben, dass es zumindest während der ersten Flucht auch Vergewaltigungen, vielleicht auch der Großmutter, gegeben hat, sie weiß nicht, ob von deutschen oder russischen Soldaten oder von beiden. Das Kleid ist offensichtlich ein Symbol für die Rettung aus Schrecken und Verlust.

Kurzkommentar:
Dass viele Menschen der zweiten Generation mit geringem Selbstwertgefühl, ja manchmal massiver Selbstabwertung in die Therapie kommen, haben wir erwähnt, ebenfalls dass viele unter Desorganisation leiden: „Ich bekomme nichts auf die Reihe, ich bin eine Chaotin …", wie die Klientin in unserem Beispiel eigentlich ganz alltäglich und unspektakulär beginnt. Dass ein solches familien- bzw. frauenspezifisches Flucht- und Kriegstraumata dahinterstehen könnte, ist nicht zu erahnen. Oft ergeben sich Hinweise auf die transgenerativen Zusammenhänge durch atmosphärische Veränderungen, oft gibt es Hinweise über das Ungesagte und Unsagbare, durch Phänomene wie ein kleines Stückchen Stoff.

8.2.9 Zwischen strotzender Kraft und maßloser Schwäche
Eine Klientin mit mehrfachen Traumatisierungen kommt in die Therapiestunde. Sie kann sich kaum auf den Beinen halten, man sieht ihr die Schwäche an. Schon oft hatte sie solche Schwächephasen und ist doch auch eine sehr kraftvolle Frau, die Leistungssportlerin gewesen ist und mit enormer Zähigkeit gegen die Grausamkeiten, die ihr zugefügt worden waren, angekämpft hat, um zu überleben. Diesmal ist ihre Schwäche besonders deutlich und extrem.

Als die Therapeutin sie fragt, ob die Schwäche heute anders sei als sonst, antwortet sie bejahend: Sie habe noch nie so viele Tränen geweint.

„Wann hat es angefangen, so anders zu sein?"

„Vor ein paar Tagen. Ich habe angefangen, das Buch ,Wo geht's denn hier nach Königsberg?' zu lesen, und konnte nicht mehr damit aufhören. Ich hab's die Nacht durch gelesen." Dabei weint sie still vor sich hin.

„Was hat sie so erschüttert? Haben Sie etwas von der Geschichte Ihrer Mutter wiedergefunden?", fragt die Therapeutin, die Auseinandersetzung der Klientin mit ihrer harten und äußerst versteinert-gefühlskalten Mutter aufgreifend, die Thema der letzten Stunden gewesen ist.

„Nein", antwortet die Klientin, „eher meines Vaters."

„*Was ist mit Ihrem Vater?*"

Nach und nach erzählt sie die Geschichte ihres Vaters, soweit sie sie kennt. Er musste im Alter von fünf Jahren mit seinen Eltern aus Schlesien fliehen. Seine jüngere Schwester kam dabei um, woran er sich noch erinnert, wie er sagt. Im Westen wurden sie bei einer anderen Familie einquartiert. Ihr Großvater väterlicherseits war in Schlesien Bauer gewesen. Nun musste er in einer Baustofffabrik arbeiten und starb wenige Jahre später an Staublunge.

„*Mein Vater war da noch so klein. Und dann zogen sie wieder um, weiter in den Westen. Und dann kam er in ein Heim.*"

„*Von wem haben Sie das alles gehört?*"

„*Von meinem Vater.*"

„*Wie hat er das erzählt?*"

„*Na, so einfach erzählt, so neutral, wie immer.*"

„*Haben Sie ihn einmal verzweifelt oder traurig oder zornig erlebt?*"

„*Nein, nie.*" *Die Klientin wirft einen kurzen, erstaunt wirkenden Blick auf die Therapeutin:* „*Da fällt mir ein, dass ich meinen Vater einmal habe weinen gesehen. Nur ein einziges Mal. Das war, als es anfing, mir schlecht zu gehen. Da hab ich gesagt: ,Papa, hör auf zu weinen!' Ich wollte doch nicht, dass er wegen mir weint. Danach hat er nie mehr geweint.*"

Und so fügt sich einiges zusammen. Der Vater hatte es geschafft, mit Fleiß und Kraft und großen Anstrengungen zu überleben, hatte eine Ausbildung als Mechaniker gemacht und es schließlich zum Ingenieur gebracht. Von ihm hat sie vielleicht etwas von ihrer großen Kraft übernommen, ihren Überlebenswillen. Und gleichzeitig fühlt sie sich oft so verloren, so wie er wohl auch. Sie versteht nun auch, dass sie oft mit ihrem Vater hadert, weil er sie nicht vor der Härte ihrer Mutter in Schutz nimmt – und warum sie sich gleichzeitig seiner Liebe und Zuneigung sicher ist und ihn liebt.

Sie weint viel, während sie erzählt. Ihre Tränen und vielleicht auch einige ungeweinte Tränen ihres Vaters. Die große Einsicht dieser therapeutischen Stunde, die sie wieder einen kleinen Schritt weiterbringt, ist das „Und": Sie macht ihrem Vater weiterhin Vorwürfe und sie kann seine Liebe sehen und annehmen. Sie weiß um Ihre Kraft und sie spürt ihre Schwäche – als ihre eigene und als Schwäche ihres Vaters ...

Kurzkommentar:

Der Herausforderung und Chance des „Und" begegnen wir in den Therapien mit transgenerativen Traumaerfahrungen ebenso häufig wie dem Nebeneinander von extremer Stärke und extremer Schwäche. Der Blick auf transgenerative Trauma-erfahrungen kann wie hier ein Tor öffnen, statt der Alternative „Schwäche oder Stärke" ein „Und" zu setzen: Ich bin schwach und stark. Dies öffnet oft den Weg zu Veränderungen.

Ein weiterer Aspekt ist wichtig. In dieser Familie hat der Vater nicht geschwiegen, sondern erzählt. Doch er hat emotional geschwiegen. Sowohl beim Erzählen seiner Geschichte als auch gegenüber dem Unglück seiner Tochter. Das emotionale Schweigen ist hier wie oft gewichtiger als das verbale Erzählen. Das emotionale Schweigen durchbricht die Tochter beim Lesen eines Buches, nachdem der kurze Moment des Ausbrechens, als der Vater geweint hatte, schnell wieder erstorben war.

Es geht hier wie sonst auch nicht um archäologische Kenntnisse der Familienge-schichte, es geht um Therapie und Heilung der Klient/innen. Wenn das Leiden der Klient/innen maßlos wird und als solches erlebt wird, dann kann der Blick auf transgenerative Zusammenhänge die Perspektive erweitern und Möglichkeiten zur Veränderung der eigenen Haltung schaffen. Es gilt, die transgenerativen Zu-sammenhänge in den Dienst der Heilungsprozesse zu stellen.

8.2.10 Der Dreh

Der Therapeut arbeitet mit einem jungen Mann, dessen Mutter wiederholt sexuelle Gewalt erfahren hat. Viele Zusammenhänge sind erkannt, viele Themen durchge-arbeitet worden, der junge Mann ist in dem Prozess der transgenerativen Trau-mabewältigung vor allem gegenüber seiner Mutter sehr viel freier, klarer und un-abhängiger geworden. Der Liebe zur Mutter tat dies keinen Abbruch, im Gegenteil, sie konnte offener und eindeutiger gelebt werden. Nun geht es um den nächsten Schritt, darum, die neuen Möglichkeiten des Verhaltens auch über die Beziehung zur Mutter hinaus zu nutzen. Vor allem in der Beziehung zu seiner Frau gibt es weiterhin Störungen. Er beschreibt sie folgendermaßen: „Wenn ich von meiner Frau etwas möchte oder ihr irgendwie nah kommen möchte, dann bin ich gehemmt. Ich zögere dann und weiß nicht, ob ich das darf und ob ich das kann oder was da alles passieren kann. Das möchte ich ändern... Das ist schon lange bei mir so, ich komme da allein nicht weiter. Das ist nicht nur bei meiner Frau so, das ist im-mer schon bei den Frauen gewesen, da bremse ich mich aus."

Der Therapeut bittet den Klienten, im Raum einen Ort für „die Frauen" und einen für sich zu bestimmen. Der Klient nimmt ein Kissen als Platz für „die Frauen" und stellt ungefähr einen Meter davon entfernt ein weiteres Kissen hin, als Platzhalter für sich selbst.

Der Therapeut bittet den Klienten nun, seinen Platz dort anstelle des Kissens einzunehmen und fragt ihn, wie es ihm dort gehe.

„Ich bin angespannt und atme flach und bin ganz unsicher."

Der Therapeut erinnert sich, dass es dem Klienten im Kontakt mit seiner Mutter früher oft ähnlich gegangen war, und fragt: „Was hat Ihnen in Bezug auf Ihre Mutter geholfen, wenn es Ihnen so ging?"

„Beiseitezutreten", kommt wie aus der Pistole geschossen die Antwort des Klienten, „einen Schritt beiseitetreten!"

„Dann probieren Sie das."

Der Klient tut dies, er tritt einen Schritt beiseite – nicht zurück, sondern hauptsächlich zur Seite, dabei nur einige Zentimeter weiter nach hinten den Abstand verändernd. Nun fühlt er sich freier und kann besser atmen.

„Ich bin nicht mehr so wackelig und spüre auch meinen Boden besser."

Der Therapeut bittet ihn nun, nach seiner Frau oder den Frauen zu greifen. Die Klient sagt, dass es nun nicht mehr „die Frauen" seien, sondern durch den Schritt beiseite dieser Ort zu dem Ort seiner Frau geworden sei, doch nach ihr zu greifen oder irgendwie erwartungsvoll oder wünschend die Arme oder wenigstens einen Arm auszustrecken fällt ihm schwer, er ist gehemmt und bekommt Angst.

„Was spüren Sie in Ihrem Körper? Welchen Impuls haben Sie nun?" fragt der Therapeut.

Er hält inne und antwortet schließlich: „Ich möchte mich wegdrehen."

„Probieren Sie dies."

Er dreht sich nach links halb herum und hält erneut inne.

„Ich weiß auch nicht, was jetzt hier ist, aber irgendwie stimmt das auch nicht. Das Wegdrehen war schon gut, aber hier stimmt es nicht. Jetzt wende ich ja meiner Frau den Rücken zu und das will ich nicht."

„Probieren Sie doch einmal, diese Drehung fortzusetzen, bis Sie genug haben."

Der Klient tut dies und ist begeistert. Er geht noch einmal in die Ausgangsposition, dreht sich nach links, bis er wieder in der ähnlichen Position wie vorher steht, einmal ganz um sich gedreht. Die Situation sieht körperlich ähnlich aus wie vorher, wirkt aber innerlich in seinem Erleben sehr anders. Nun kann er greifen, nun kann er schauen, nun kann er in Kontakt treten.

Das Beiseitetreten ist der erste Schritt gewesen, der Dreh der zweite.

Kurzkommentar:

In der therapeutischen Bearbeitung transgenerativer Traumaweitergabe findet vielfach ein Beiseitetreten von der Mutter, dem Vater oder anderen Angehörigen der ersten Generation statt. Oft bedarf es für dieses Beiseitetreten noch eines bewussten Schrittes, um „Verklebungen" zu lösen und Muster zu verändern. Dieser Schritt symbolisiert für die Klienten und Klientinnen häufig einen bedeutsamen Akt: Das ist mein Ort. Deutlich wird, was zu den Traumatisierten der ersten Generation gehört und was der eigene Ort ist. Dies kann, muss aber nicht mehr Abstand bedeuten, manchmal bedeutet es auch mehr Nähe, manchmal bleibt der Abstand gleich, dies ist individuell sehr unterschiedlich.

Doch die Erfahrungen, die in der transgenerativen Traumaweitergabe gemacht wurden, sitzen oft im Beziehungserleben der Klientinnen und Klienten fest bzw. haben sich hartnäckig „eingenistet" und beeinflussen die aktuellen Beziehungen, obwohl sie in den Beziehungen zu den traumatisierten Eltern verarbeitet sind. Nun bedarf es weiterer individueller Schritte, um auch hier aus der Erstarrung in der Unsicherheit herauszutreten. Ein häufiger Weg ist der „Dreh", wie er soeben beschrieben wurde. Diese Bewegung des Drehens ist sowohl Beiseitetreten als auch Zuwenden, ist in jedem Fall ein Bewegungsimpuls, der aus der Erstarrung hilft, der hilft, wieder in Bewegung zu kommen und sich als aktiv beteiligter und die Beziehungen mitgestaltender Mensch erleben zu können.

8.3 Nachklänge

Wir betraten mit diesem Buch Neuland und begegneten bei den Untersuchungen, den Auswertungen und dem Schreiben Themen, die für uns ebenso Neuland waren wie für unsere Klient/innen. Das war aufregend und manchmal – neben unserer sonstigen Arbeit – so belastend, dass wir uns gelegentlich fragten, ob wir dieses Projekt nicht fallen lassen sollten. Doch wir konnten nicht aufhören. Denn wir merkten, dass die Zusammenhänge, denen wir begegneten, uns persönlich gut taten und dass die beim Untersuchen und Schreiben gewonnenen Erkenntnisse auch unsere therapeutische Arbeit verbesserten und somit den Klientinnen und Klienten halfen. Also machten wir weiter und sind froh darüber, dass wir dieses Buch vollendet haben.

Wir sind unseren Innenwelten, den Einschränkungen unserer Lebendigkeit, die uns bisher unverständlich waren, und unserer Trauer begegnet. Und das in der ganzen Komplexität unseres Lebens: Wir gehören zur zweiten Generation als Tochter bzw. Sohn der Kriegsgeneration *und* zur ersten Generation für unsere Söhne und unsere Tochter. Die Auseinandersetzung mit uns selbst als zweiter Generation und die Erkenntnis „was von was kommt" haben Erschütterungen und vor allem Erleichterung ausgelöst. Als erste Generation standen wir vor den Fragen: Wie macht man das eigentlich, nicht zu verschweigen, aber auch nicht zu überfordern? Wie findet man den richtigen Zeitpunkt, solch gewichtiges Erleben mitzuteilen? ... In der Beantwortung dieser Fragen finden wir uns immer wieder aufs Neue in der Suchbewegung, da es keine allgemeingültigen Antworten gibt. Wir müssen, wie Sie auch, jeweils individuell und konkret im Moment entscheiden.

Wir hoffen, dass Sie als Leserinnen und Leser einen Gewinn daraus ziehen, und bedanken uns bei allen, die mitgeholfen haben. Dazu zählen in erster Linie die Menschen, die wir befragen durften, die Klientinnen und Klienten, von denen wir berichten durften, und die Kolleginnen und Kollegen der Zukunftswerkstatt *therapie kreativ*, mit denen wir uns austauschen konnten und die uns Rückendeckung gaben. Dazu zählen auch die engagierten Kolleginnen und Kollegen, die den Produktionsprozess dieses Buches begleiteten: Andrea Horn (Redaktion und Korrektorat), Susanne Kern (Schreibarbeiten), Antje Händel (Satz und Innengestaltung), Christin Ursprung (Außengestaltung) sowie die Powerfrau des Affenkönig Verlages, Susanne Huck, die die Produktion und Verbreitung des Buches verantwortete und verantwortet. Danke.

Literatur

Agger, I.; Jensen, S.B. (1990): Testimony as Ritual and Evidence in Psychotherapy for Political Refugees. In: Journal of Traumatic Stress 3, zit. n. Herman (1993)

Amann, G.; Wipplinger, R. (Hg.) (1997): Sexueller Missbrauch. Überblick zu Forschung, Beratung und Therapie. Ein Handbuch. Tübingen

Anonyma (2005): Eine Frau in Berlin: Tagebuch-Aufzeichnungen vom 20. April bis 22. Juni 1945. Berlin

Arendt, H. (1993): Besuch in Deutschland im Jahr 1950. Berlin

Baer, U. (2005): Neurowissenschaften, Säuglingsforschung und Therapie. Kompetenz Kompakt. Band 1. Neukirchen-Vluyn

Baer, U. (1999/2008): Gefühlssterne, Angstfresser, Verwandlungsbilder ... Kunst- und gestaltungstherapeutische Methoden und Modelle. Neukirchen-Vluyn

Baer, U.; Costagliola, R.; Frick-Baer, G. (2007): Das große Verschwinden und die Ge-Wichtigkeit. Wie Menschen mit Essstörungen sich und ihre Welt erleben und wie Kreative Leibtherapie ihnen helfen kann. Neukirchen-Vluyn

Baer, U.; Frick-Baer, G. (2001/2008): Leibbewegungen, Herzkreise und der Tanz der Würde. Methoden und Modelle der Tanz- und Bewegungstherapie. Neukirchen-Vluyn

Baer, U.; Frick-Baer, G. (2004): Klingen, um in sich zu wohnen. Methoden und Modelle leiborientierter Musiktherapie. Neukirchen-Vluyn

Baer, U.; Frick-Baer, G. (2005): Bausteine einer kreativen Sozio- und Psychotherapie. Kompetenz Kompakt. Band 2. Neukirchen-Vluyn

Baer, U.; Frick-Baer, G. (2008a): Das ABC der Gefühle. Band 1: „Bibliothek der Gefühle". Weinheim

Baer, U.; Frick-Baer, G. (2008b): Wie Kinder fühlen. Band 2: „Bibliothek der Gefühle". Weinheim

Baer, U.; Frick-Baer, G. (2008c): Vom Sich-fremd-Sein zum In-sich-Wohnen. Band 3: „Bibliothek der Gefühle". Weinheim

Baer, U.; Frick-Baer, G. (2009): Vom Schämen und Beschämtwerden. Band 4: „Bibliothek der Gefühle". Weinheim

Baer, U.; Frick-Baer, G. (2010): Wege finden aus der Einsamkeit. Band 10: „Bibliothek der Gefühle". Weinheim

Bar-On, D. (1993): Die Last des Schweigens. Frankfurt am Main

Bar-On, D. (1997): Hoffnung bis zu den Enkeln des Holocaust. Furcht und Hoffnung. Von den Überlebenden bis zu den Enkeln. Drei Generationen des Holocaust. Frankfurt am Main

Becker, D. (1992): Ohne Hass keine Versöhnung. Das Trauma der Verfolgten. Freiburg

Becker, D. (2006): Die Erfindung des Traumas – verflochtene Geschichten. Freiburg

Benz, W.; Curio, C.; Hammel, A. (Hg.) (2003): Kindertransporte 1938/39. Frankfurt am Main

Bergmann, M.S.; Jucovy, M.E.; Kestenberg, J.S. (Hg.) (1995): Kinder der Opfer – Kinder der Täter. Frankfurt am Main

Bode, S. (2005): Die vergessene Generation – die Kriegskinder brechen ihr Schweigen. München

Bode, S. (2009): Kriegsenkel. Die Erben der vergessenen Generation. Stuttgart

Bommert, C. (1993): Körperorientierte Psychotherapie nach sexueller Gewalt. Weinheim

Bortz, J.; Döring, N. (2006): Forschungsmethoden und Evaluation für Human- und Sozialwissenschaftler. In: Psychology 68, S. 748-766

Boszormeny-Nagy, I.; Spark, G. (1991): Unsichtbare Bindungen. Stuttgart

Boveri, M. (1996): Tage des Überlebens. Berlin 1945. Frankfurt am Main

Brandt, U. (1964): Flüchtlingskinder (Wissenschaftliche Jugendkunde; 6). München

Breuer, H. (2003): Zellen, die Gedanken lesen. In: Gehirn und Geist. Heidelberg 1, S. 50 ff.

Brisch, K.H.; Hellbrügge, T. (Hg.) (2003): Bindung und Trauma. Stuttgart

Bründl, P.; Kogan, I. (Hg.) (2005): Kindheit jenseits von Trauma und Fremdheit. Frankfurt am Main

Butello, W. (1997): Traumatherapie. Die Bewältigung schwerer posttraumatischer Störungen. München

Butello, W.; Krüsmann, M.; Hagl, M. (1998): Leben nach dem Trauma. Über den therapeutischen Umgang mit dem Entsetzen. München

Cohen, M.; Brom, D.; Dasberg, H. (2001): Child survivors of the Holocaust: Symptoms and coping after fifty years. In: Israel Journal of Psychiatry & Related Sciences 38 (1), S. 3-12

Cramer, F. (1998): Symphonie des Lebendigen. Versuch einer allgemeinen Resonanztheorie. Frankfurt am Main

Damasio, A.R. (1997/2001): Descartes' Irrtum. Fühlen, Denken und das menschliche Gehirn. München

Damasio, A.R. (2000): Ich fühle, also bin ich. Die Entschlüsselung des Bewusstseins. München

Davidson, S. (1980): „Transgenerational transmission in the families of Holocaust survivors". In: International Journal of Family Psychiatry 1, S. 95-112

Decker-Voigt, H.-H. (Hg.) (2005): „Der Schrecken wird hörbar". Musiktherapie für sexuell missbrauchte Kinder. Bremen

Dilling, H.; Mombour, W.; Schmidt, M. H. (Hg.) (2006): Internationale Klassifikation psychischer Störungen. ICD-10 Kapitel V-F. Klinisch-diagnostische Leitlinien. Bern, Göttingen, Toronto, Seattle

Ehlers, A. (1999): Posttraumatische Belastungsstörung. Göttingen

Emrich, H.M. (2007): Trauma und Psyche. Zur Psychodynamik und ihren Folgen. In: Psychopraxis, 1, 12-25

Ennulat, G. (2008): Kriegskinder. Wie die Wunden der Vergangenheit heilen. Stuttgart

Faimberg, H. (1987): Die Ineinanderrückung (Telescoping) der Generationen. In: Jahrbuch der Psychoanalyse 20, S. 114-142.

Fischer, G. (2008a): Editorial. In: ZPPM, H. 4, S. 5-8

Fischer, G. (2008b): Psychologische Medizin, subjektive Biologie und die Notwendigkeit von dialektisch-ökologischem Denken in den Naturwissenschaften. In: ZPPM, H. 4, S. 13-28

Fischer, G.; Eichenberg, C.: Jahrbuch Psychotraumatologie (2005). Traumabehandlung in der tiefenpsychologischen und analytischen Psychotherapie

Fischer, G.; Riedesser, P. (1999/2004): Lehrbuch der Psychotraumatologie. Basel

Forte, D. (1998): Das Haus auf meinen Schultern. Frankfurt am Main

Frick-Baer, G. (2009): Aufrichten in Würde. Modelle und Methoden leiborientierter kreativer Traumatherapie und -begleitung. Neukirchen-Vluyn

Frick-Baer, G.; Peter-Bolaender, M. (2007): Bewegte Imagination in Tanz und Tanztherapie. Neukirchen-Vluyn

Friedrich, J. (2004): Der Brand. Deutschland im Bombenkrieg 1940.1945. Berlin

Frisch, M. (1976): Tagebuch 1946-1949. Gesammelte Werke in zeitlicher Folge, Band II, 2. Frankfurt am Main

Frohne-Hagemann (2008): Schuld und Schuldfähigkeit als therapeutische Themen in Guided Imagery and Music (GIM). In: Jahrbuch Musiktherapie, Wiesbaden

Frommberger, U.; Keller, R. (Hg.) (2007): Empfehlungen von Qualitätsstandards für stationäre Traumatherapie. Indikation, Methoden und Empfehlungen stationärer Traumatherapie in Rehabilitation, Akutpsychosomatik und Psychiatrie. Lengerich

Frommer, J.; Trobisch-Lütge, S. (Hg.) (2010): Zeitschrift für Psychotraumatologie. Psychotherapiewissenschaft. Psychologische Medizin. Themenschwerpunkt: Transgenerationale Traumatisierung.

Fuchs, T. (2000): Leib-Raum-Person. Entwurf einer Phänomenologischen Anthropologie. Stuttgart

Fuchs, T. (2008): Das Gehirn – ein Beziehungsorgan. Eine phänomenologisch-ökologische Konzeption. Stuttgart

Geißler, C.; Geißler, P.; Hofer-Moser, O. (Hg.) (2007): Körper, Imagination und Beziehung in der Traumatherapie. Tagungsband zum 6. Wiener Symposium „Psychoanalyse und Körper 2006". Gießen

Goltermann, S. (2009): Die Gesellschaft der Überlebenden. Deutsche Kriegsheimkehrer und ihre Gewalterfahrungen im zweiten Weltkrieg. München

Grossmann, K.E. (2000): Verstrickung, Vermeidung, Desorganisation: Psychische Inkohärenzen als Folge von Trennung und Verlust. In: Opher-Cohn, L.; Pfäfflin, J.; Sonntag, B.; Klose, B.; Pogany-Wnendt, P. (Hg.) (2000): Das Ende der Sprachlosigkeit? Auswirkungen traumatischer Holocaust-Erfahrungen über mehrere Generationen. Gießen

Grünberg, K. (1991): Die Generation nach der Shoah: Eine psychologische Untersuchung über Nachkommen von Überlebenden der nationalsozialistischen Jugendverfolgung. In: Stoffels, H. (Hg.) (1991): Schicksale der Verfolgten. Psychische und somatische Auswirkungen von Terrorherrschaft. Berlin/Heidelberg

Gugutzer, R. (2002): Leib, Körper, Identität. Wiesbaden

Gugutzer, R. (2005): Der Körper als Identitätsmedium: Essstörungen. In: Schroer, Markus (Hg.) (2005): Soziologie des Körpers. Frankfurt am Main

Halbritter, M.; Magar, C. (1997): Kriegsende und Nachkriegszeit. Bretten 1945-1948. Zeitzeugen erinnern sich. Bretten

Häusser, A.; Maugg, G. (2009): Hungerwinter. Deutschlands humanitäre Katastrophe 1946/47. Berlin

Heimannsberg, B.; Schmidt, C. (Hg.) (1992): Das kollektive Schweigen. Nationalsozialistische Vergangenheit und gebrochene Identität in der Psychotherapie. 2. Auflage. Köln

Heinl, P. (1994): „Maikäfer flieg, dein Vater ist im Krieg": Seelische Wunden aus der Kriegskindheit. München

Herman, J.L. (1994/2007): Die Narben der Gewalt. Traumatische Erfahrungen verstehen und überwinden. München

Hirsch, H. (2004): Schweres Gepäck – Flucht und Vertreibung als Lebensthema. Hamburg

Hirsch, M. (2000): Transgenerationale Weitergabe von Schuld und Schuldgefühlen. In: Opher-Cohn, L.; Pfäfflin, J.; Sonntag, B.; Klose, B.; Po-gany-Wnendt, P. (Hg.) (2000): Das Ende der Sprachlosigkeit? Auswirkungen traumatischer Holocaust-Erfahrungen über mehrere Generationen. Gießen

Hoffmann, A.; Reddemann, L.; Gast, U. (Hg.) (2003): Behandlung dissoziativer Störungen. Stuttgart

Horowitz, M. J. (1986): Stress response syndromes. New York

Huber, M. (2003): Trauma und die Folgen. Trauma und Traumabehandlung, Band 1 und 2. Paderborn

Hüther, G. (1998): Biologie der Angst. Wie aus Stress Gefühle werden. Göttingen

Hüther, G. (2001): Bedienungsanleitung für ein menschliches Gehirn. Göttingen

Illustrierte Geschichte der Flucht und Vertreibung. Mittel- und Osteuropa 1939 bis 1959. Berlin 2010

Keilson, H. (1979): Sequentielle Traumatisierung bei Kindern. Stuttgart

Kellermann, N.P.F. (2008): Die Kinder der Child Survivors. In: Radebold et al.: Transgenerationale Weitergabe kriegsbelasteter Kindheiten. Weinheim

Kerner, R. (2008): „Nicht betreten!" Stabilisierende Therapie bei Traumafolgestörungen – gestalttherapeutisch definiert. In: Anger, H.; Schulthess, P. (2008): Gestalttraumatherapie. Bergisch-Gladbach

Kestenberg, J. (1991): Kinder von Überlebenden und überlebende Kinder. In: Stoffels, H. (Hg.) (1991): Schicksale der Verfolgten. Psychische und somatische Auswirkungen von Terrorherrschaft. Berlin/Heidelberg

Kestenberg, J.S. (1982): Überlebende Eltern und ihre Kinder. In: Bergmann, M.S.; Jucovy, M.E.; Kestenberg, J.S. (Hg.) (1995): Kinder der Opfer – Kinder der Täter. S. 103-126. Frankfurt am Main

Khan, M.M. (1963): Das kumulative Trauma. In: Khan, M.M. (1963): Selbsterfahrung in der Therapie. München

Klier, F. (1998): Verschleppt bis ans Ende der Welt. Schicksale deutscher Frauen in sowjetischen Arbeitslagern. Berlin

Koch-Wagner, G. (2001): Gefühlserbschaften aus Kriegs- und Nazizeit. Mutter-Tochter-Beziehungen unter dem Einfluss von Kriegstraumen und nationalsozialistischen Ideologiefragmenten. Aachen

Kogan, I. (1998): Der stumme Schrei der Kinder. Die zweite Generation der Holocaust-Opfer. Frankfurt am Main

Kogan, I. (2000): Die Suche nach der Geschichte der Nachkommen von Holocaust-Überlebenden in ihre Analysen: Reparation des „seelischen Lochs". In: Opher-Cohn, L.; Pfäfflin, J.; Sonntag, B.; Klose, B.; Poga-ny-Wnendt, P. (Hg.) (2000): Das Ende der Sprachlosigkeit? Auswirkungen traumatischer Holocaust-Erfahrungen über mehrere Generationen. Gießen

Kogan, I. (2008): Die Durchlässigkeit der Grenzen in Holocaust-Überlebenden und ihren Nachkommen. In: Radebold, H.; Bohleber, W.; Zinnecker, J. (Hg.) (2008): Transgenerationale Weitergabe kriegsbelasteter Kindheiten. Interdisziplinäre Studien zur Nachhaltigkeit historischer Erfahrungen über vier Generationen. Weinheim und München

Kolk, B.A. van der; Mc Farlane, A.C. (2000): Trauma – ein schwarzes Loch. In: Kolk, B.A. van der; Mc Farlane, A.C.; Weisaeth, L. (Hg.) (2000): Traumatic Stress. Grundlagen und Behandlungsansätze. Paderborn

Kolk, B.A. van der; Mc Farlane, A.C.; Weisaeth, L. (Hg.) (2000): Traumatic Stress. Grundlagen und Behandlungsansätze. Paderborn

Koppe, A. (2000): Wo die Piranhas mit den Zähnen klappern. Die Kraft innerer Bilder in Selbstheilungsprozessen. München

Kossert, A. (2008): Kalte Heimat. Die Geschichte der deutschen Vertriebenen nach 1945. München

Kraemer, H. (2003): Das Trauma der Gewalt. Wie Gewalt entsteht und wie sie sich auswirkt. Psychotraumata und ihre Behandlung. München

Krüger, A. (2007): Erste Hilfe für traumatisierte Kinder. Düsseldorf

Lamparter, U.; Holstein, C.; Apel, L.; Thießen, M.; Wierling, D.; Möller, B.; Wiegand-Grefe, S. (2010): Die familiäre Weitergabe von Kriegserfahrungen als Gegenstand interdisziplinärer Forschung. In: Frommer, J.; Trobisch-Lütge, S. (Hg.) (2010): Zeitschrift für Psychotraumatologie. Psychotherapiewissenschaft. Psychologische Medizin. Themenschwerpunkt: Transgenerationale Traumatisierung. Kröning

Lamprecht, F. (Hg.) (2007): Wohin entwickelt sich die Traumatherapie? Bewährte Ansätze und neue Perspektiven. Stuttgart

Landolt, M.A.(2004): Psychotraumatologie des Kindesalters. Göttingen, Bern et al.

Lang, H.; Faller, H.; Schowalter, M. (Hg.) (2007): Struktur – Persönlichkeit – Persönlichkeitsstörung. Würzburg

Lewin, K. (1982): Feldtheorie. Band 4. Werkausgabe. Hg.: Carl-Friedrich Graumann. Stuttgart

Lorenz, H. (2005): Das Schicksal einer Generation. Berlin

Lüderitz, S. (2005): Wenn die Seele im Grenzbereich von Vernichtung und Überleben zersplittert. Auswirkungen auf Behandlungskonzepte der Dissoziativen Identitätsstörung. Paderborn

Maercker, A. (2007): Trauma, Posttraumatische Belastungsstörungen und Persönlichkeit. Der Stellenwert des posttraumatischen Ärgers und der Antisozialen Persönlichkeitsstörung. In: Lang, H.; Faller, H.; Schowalter, M. (Hg.) (2007): Struktur – Persönlichkeit – Persönlichkeitsstörung. Würzburg

Marten, D. (2004): Wege aus der Versteinerung. Leibtherapeutische Traumaarbeit mit Speckstein. In: therapie kreativ, Zeitschrift für kreative Sozio- und Psychotherapie 38

May, A.; Remus, N. (Hg.) (2002): Traumatisierte Kinder. Berlin

Mc Farlane, A.C.; Kolk, B.A. van der (2000): Trauma und seine Herausforderung an die Gesellschaft. In: Kolk, B.A. van der; Mc Farlane, A.C.; Weisaeth, L. (Hg.) (2000): Traumatic Stress. Grundlagen und Behandlungsansätze. Paderborn

Merleau-Ponty, M. (1966): Phänomenologie der Wahrnehmung. Berlin

Miller, R. (1986): Einführung in die Ökologische Psychologie. Fernuniversität Hagen

Möller, B.; Thießen, M. (2010): Familiäre Tradierung des „Feuersturms" in psychologischer und historischer Perspektive: Drei Generationen berichten. In: Frommer, J.; Trobisch-Lütge, S. (Hg.) (2010): Zeitschrift für Psychotraumatologie. Psychotherapiewissenschaft. Psychologische Medizin. Themenschwerpunkt: Transgenerationale Traumatisierung. Kröning

Moser, T. (1998): Übernommenes Trauma, entlehnter Konflikt – Übertragung und Inszenierung beim Umgang mit NS-induzierten Störungen. In: Schlösser, A.M.; Höhfeld, K. (Hg.) (1998): Trauma und Konflikt. S. 397-408. Gießen

Müller, H. (2009): Atemschaukel. München

Neuhoff, H. (1977): Die deutschen Vertriebenen in Zahlen. Bonn

Opher-Cohn, L.; Pfäfflin, J.; Sonntag, B.; Klose, B.; Pogany-Wnendt, P. (Hg.) (2000): Das Ende der Sprachlosigkeit? Auswirkungen traumatischer Holocaust-Erfahrungen über mehrere Generationen. Gießen

Petersen, P. (Hg.) (2002): Forschungsmethoden künstlerischer Therapien. Paderborn

Radebold, H. (Hg.) (2004): Kindheiten im 2. Weltkrieg und ihre Folgen. Gießen

Radebold, H. (2005): Die dunklen Schatten unserer Vergangenheit. Ältere Menschen in Beratung, Psychotherapie, Seelsorge und Pflege. Konzepte der Humanwissenschaften. Stuttgart

Radebold, H. (2008): Kriegsbedingte Kindheiten und Jugendzeit. Teil 1: Zeitgeschichtliche Erfahrungen, Folgen und transgenerationale Auswirkungen. In: Radebold, H.; Bohleber, W.; Zinnecker, J. (Hg.) (2008): Transgenerationale Weitergabe kriegsbelasteter Kindheiten. Interdisziplinäre Studien zur Nachhaltigkeit historischer Erfahrungen über vier Generationen. Weinheim und München

Radebold, H.; Bohleber, W.; Zinnecker, J. (Hg.) (2008): Transgenerationale Weitergabe kriegsbelasteter Kindheiten. Interdisziplinäre Studien zur Nachhaltigkeit historischer Erfahrungen über vier Generationen. Weinheim und München

Reddemann, L. (2001): Imagination als heilsame Kraft. München

Reddemann, L. (2004): Psychodynamisch Imaginative Traumatherapie. München

Röhr, H.-P. (2006): Ich traue meiner Wahrnehmung. Sexueller und emotionaler Missbrauch. München

Rosenthal, G. (1987) „Wenn alles in Scherben fällt …": Von Leben und Sinnwelt der Kriegsgeneration. Opladen

Rosenthal, G. (1997/1999): Der Holocaust im Leben von drei Generationen. Familien von Überlebenden der Shoah und von Nazi-Tätern. Gießen

Rutter, M. (1985): Resilience in the face of adversity. Protective factors and resistance of psychiatrie disorders. In: Brit. J. Psychiatry 147, S. 589-611

Rutter, M. (1990): Psychosocial resilience and protective mechanism. In: Rolf, J. et al.: Risk and protective factors in the development of psychopathology. S. 181-214. Cambridge

Sachsse, U. (Hg.) (2005): Traumazentrierte Psychotherapie. Theorie, Klinik und Praxis. Stuttgart, New York

Sagi u. Großmann, German Israli Foundation Grand Nr. 1-0279-033.04/93. In: Opher-Cohn et al. 2000, S.100f

Schauer, M.; Nenner, F.; Elbert, T. (2003): Erzähl um dein Leben. In: Gehirn & Geist 5/2003

Schlau, W. (1996): Die Ostdeutschen. Eine dokumentarische Bilanz 1945-1995. München

Schmidbauer, W. (1998): „Ich wusste nie, was mit Vater ist". Reinbek bei Hamburg

Schmidbauer, W. (2008): Er hat nie darüber geredet. Das Trauma des Krieges und die Folgen für die Familie. Stuttgart

Schmidt, H. et al. (1992): Kindheit und Jugend unter Hitler. Berlin

Schönfeldt, C. (2006): „Kriegskinder und transgenerationale Verflechtungen". In: Janus, L. (Hg.): Geboren im Krieg: Kindheitserfahrung im 2. Weltkrieg und ihre Auswirkungen. Gießen

Schulz, H.; Radebold, H.; Reulecke, J. (2007): Söhne ohne Väter: Erfahrungen einer Kriegskindergeneration. Berlin

Schütze, F. (1977): Die Technik des narrativen Interviews in Interaktionsfeldstudien. In: Arbeitsberichte und Forschungsmaterialien Nr. 1 der Universität Bielefeld. Fakultät für Soziologie

Sebald, W.G. (2002): Austerlitz. München

Sebald, W.G. (2002): Luftkrieg und Literatur. Frankfurt am Main

Seegers, L.; Reulecke, J. (Hg.) (2009): Die Generation der Kriegskinder. Historische Hintergründe und Deutungen. Gießen

Segev, T. (1995): Die siebte Million. Reinbek bei Hamburg

Seidler, Ch., Froese, M.J. (Hg.) (2006): Traumatisierungen in Ostdeutschland. Gießen

Shalev, A.J.; Peri, T; Canetti, L.; Schreiber, S. (1996): Predictors of PTSD in unjured traumasurvivors. In: American Journal of Psychiatry 53, S. 219-224

Shalev, A.; Yehuda, R.; McFarlane, A.F. (Hg.) (2000): International Handbook of Human Response to Trauma. New York

Siegel, D.J. (2001): The developing mind. How Relationships and Brain Interact to Shape Who We Are. New York

Stiftung Haus der Geschichte der Bundesrepublik Deutschland (Hg.) (2005): Flucht – Vertreibung – Integration. Bonn/Bielefeld

Streeck-Fischer, A.; Sachsse, U.; Özkan, I. (Hg.): Körper, Seele, Trauma. Biologie, Klinik und Praxis. Göttingen

Traumatic Stress. Grundlagen und Behandlungsansätze. Paderborn

Ulrich, M. (1988): Risiko- und Schutzfaktoren in der Entwicklung von Kindern und Jugendlichen. In: Z. Entpsychol. Pädagog. Psychol. 20, S. 146-166

Ustorf, A.E. (2009): Wir Kinder der Kriegskinder. Die Generation im Schatten des Zweiten Weltkriegs. Freiburg im Breisgau

Vamik, D.V. (2000): Die Anatomie der Vorbereitungen für das Symposium "Das Ende der Sprachlosigkeit?". In: Opher-Cohn, L.; Pfäfflin, J.; Sonntag, B.; Klose, B.; Pogany-Wnendt, P. (Hg.) (2000): Das Ende der Sprachlosigkeit? Auswirkungen traumatischer Holocaust-Erfahrungen über mehrere Generationen. Gießen

Virág, T. (2000): Das Holocaust-Syndrom in der Praxis der Psychotherapie mit ungarischen Überlebenden. In: Opher-Cohn et al. 2000

Volkan, V.D. (1981): Linking Object and Linking Phenomena. New York.

Volkan, V.D. (1995): Intergenerational transmission and ‚chosen' traumas: A link between the psychology of the individual and that of the ethnic group. In: Rangell, V.L. and Moses, R. (Hg.) (1995): Psychoanalysis at the Political Border. Essays in Honor of Rafael Moses, Madison. CT., S. 251-276

Wagnerová, A. (1990): 1945 waren sie Kinder. Flucht und Vertreibung im Leben einer Generation. Köln

Wardi, D. (1997): Siegel der Erinnerung. Das Trauma des Holocaust – Psychotherapie mit den Kindern der Überlebenden. Stuttgart

Wiesel, E. (1960): Die Nacht ist begraben, Elischa. Frankfurt am Main, Berlin

Wirtz, U. (1989/2005): Seelenmord. Inzest und Therapie. Stuttgart

Zinnecker, J. (2008): Die „transgenerationale Weitergabe" der Erfahrung des Weltkrieges in der Familie. Der Blickwinkel der Familien-, Sozialisations- und Generationenforschung. In: Radebold, H.; Bohleber, W.; Zinnecker, J. (Hg.) (2008): Transgenerationale Weitergabe kriegsbelasteter Kindheiten. Interdisziplinäre Studien zur Nachhaltigkeit historischer Erfahrungen über vier Generationen. Weinheim und München

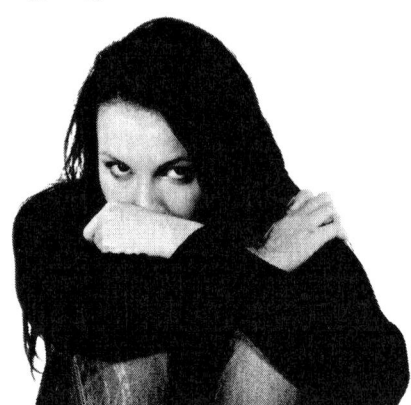
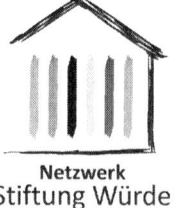

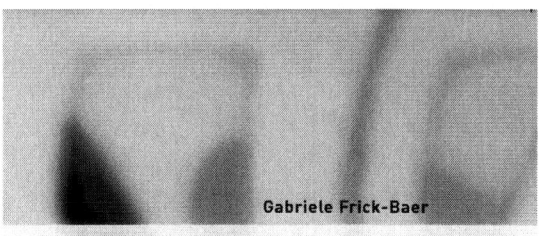
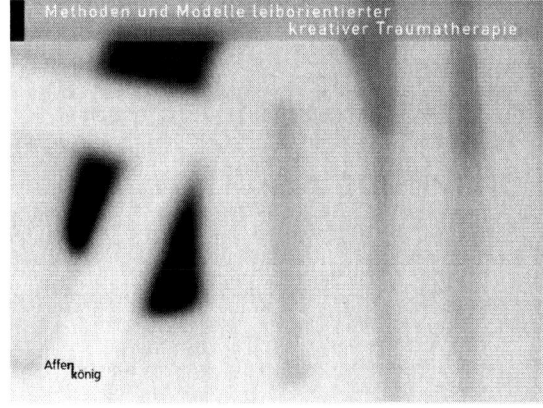

Zukunftswerkstatt
therapie kreativ

Gabriele Frick-Baer und Udo Baer haben die

Zukunftswerkstatt *therapie kreativ -*
Ausbildungsinstitut für kreative Leibtherapie

1987 gegründet und bieten dort seitdem zusammen mit Kolleg/innen Seminare sowie Aus- und Fortbildungen an.

Schwerpunkte des Aus- und Fortbildungsprogramms sind:

» **die 3-stufigen Ausbildungen in Tanz-, Musik-, Kunsttherapie und kreativer Therapie mit Kindern und Jugendlichen**

» **Fachfortbildungen zu Themen wie Traumatherapie, Paartherapie, Psychoonkologie, Psychiatrie, Essstörungen, ADS/ADHS, Supervision, Demenz ...**

Informieren Sie sich auf unserer Webseite und fordern Sie unser kostenloses Info-Material an:

Zukunftswerkstatt *therapie kreativ*
Balderbruchweg 35
47506 Neukirchen-Vluyn
Tel.: 02845-944974, Fax 02845-944976
info@zukunftswerkstatt-tk.de
www.zukunftswerkstatt-tk.de

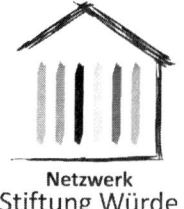

Netzwerk
Stiftung Würde

Weitere Bücher von Gabriele Frick-Baer und Udo Baer im Semnos Verlag. Online unter: www.semnos.de

Das Ausbildungsinstitut für Kreative Leibtherapie.

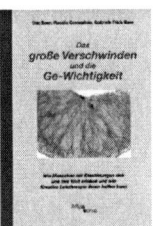
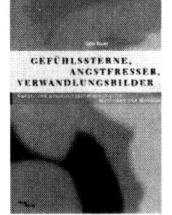
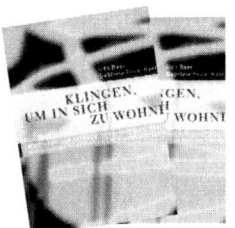
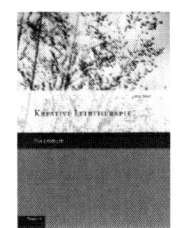
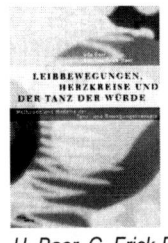
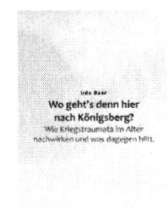

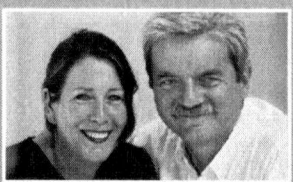
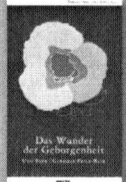 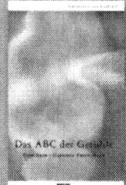 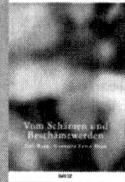 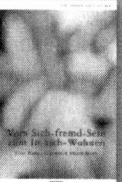 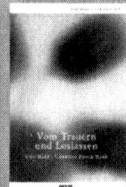 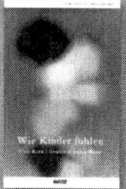
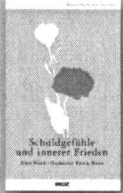 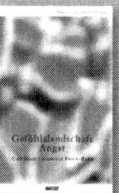 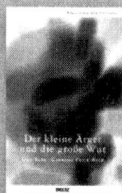 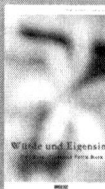 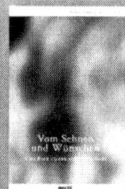 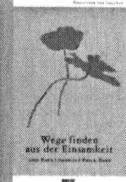
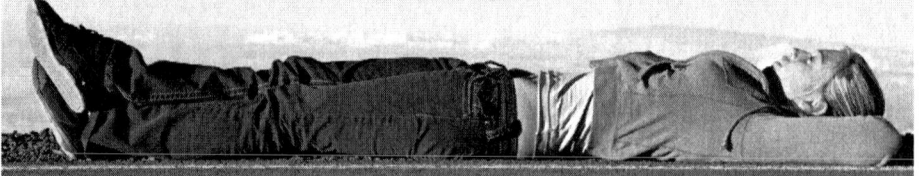